INFO-REIHE **DROGEN ● 2**

Sonderausgabe für Raymond Martin Verlag, Markt Erlbach
Aus dem Amerikanischen von
Wedema, Frank Müller & Werner Pieper

Printed in Germany

ISBN 3-88631-201-1

PETER STAFFORD

CANNABIS
HASCHISCH & MARIHUANA

RAYMOND MARTIN VERLAG

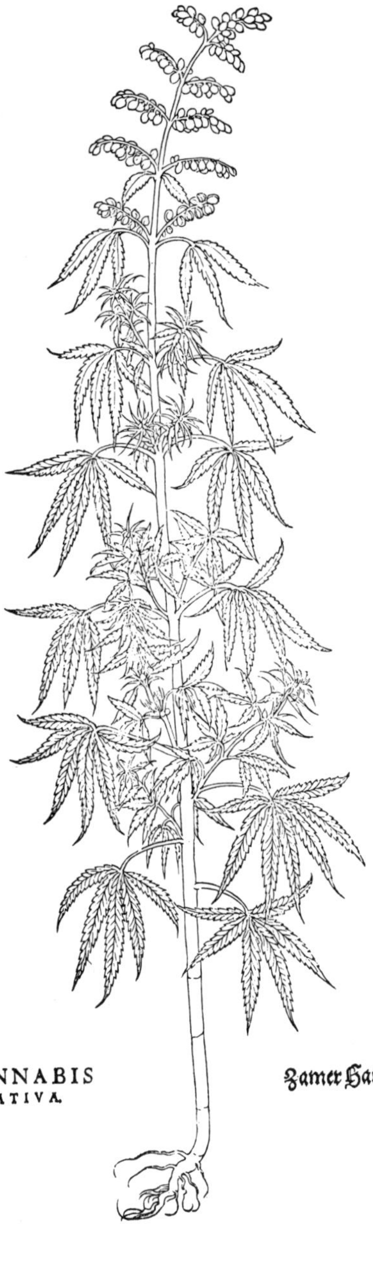

CANNABIS
SATIVA

Zamer Hanff.

Leonhardt Fuchs

Inhalt

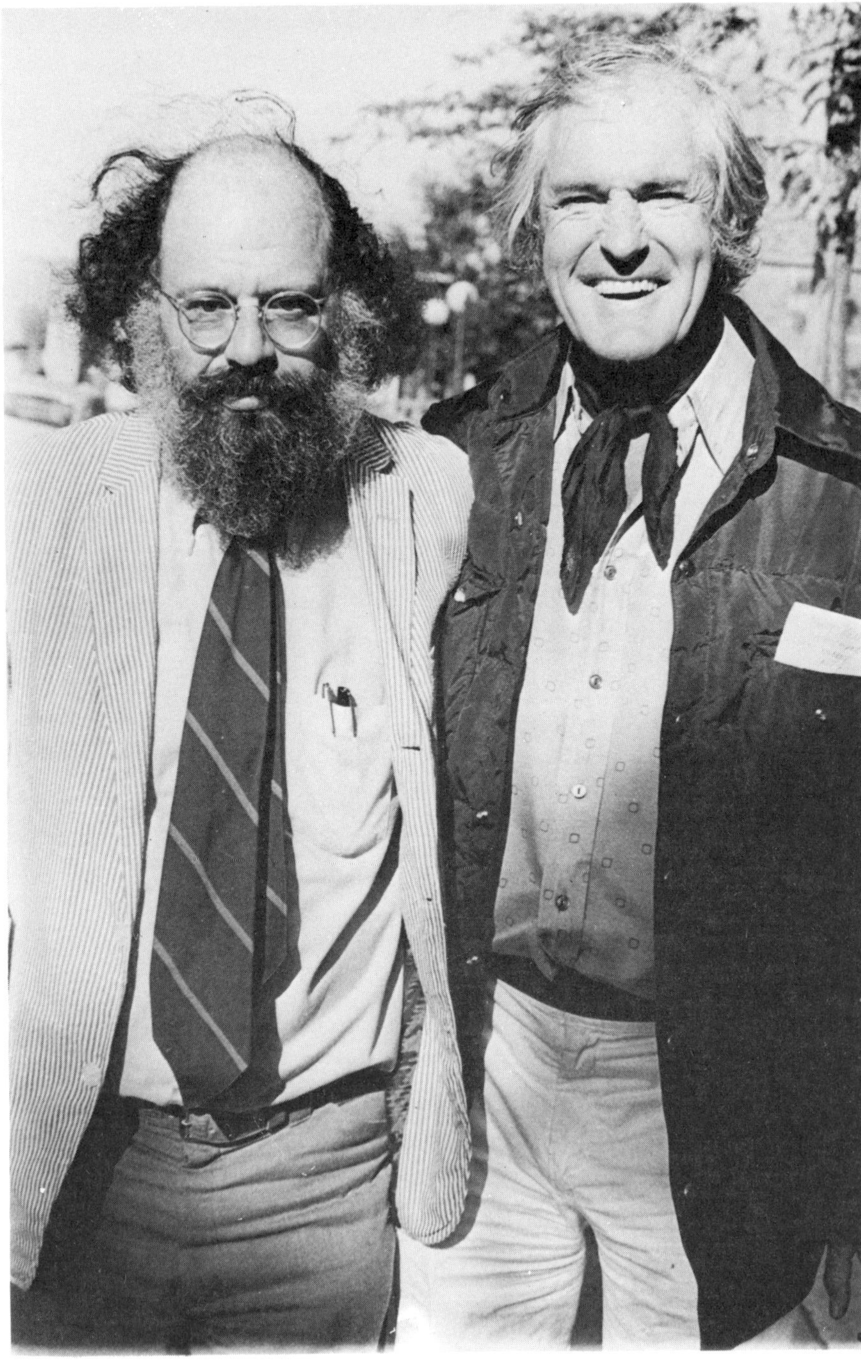

Steve Gladstone

Alan Ginsberg und Timothy Leary

> ...ein Heiligenbild für den Gläubigen, ein unverhofftes Geschenk für den Zungenfertigen, ein Bonus für unterbeschäftigte Experten, eine Sensation für den Naiven, ein Prügelknabe für Ehrgeizlinge, ein Werkzeug für den mystischen Forschungsreisenden, ein Tantalusqualen verursachendes Mysterium für Naturwissenschaftler, eine einträgliche Nutzpflanze für Bauern; Aufregung, Freude, Lärm, Ruhe, Angst, Rebellion – all das prasselt auf den westlichen Menschen in Gegenwart des kleinen grünen Krautes ein...
>
> – Wm. Daniel Drake Jr.

GESCHICHTE

Der Ursprung der Marihuanapflanze verliert sich in der Vorgeschichte, wenn auch allgemein als sehr wahrscheinlich angenommen wird, daß sie in Zentralasien beheimatet ist. Die ersten archäologischen Beweise, über die wir verfügen, datieren 8 500 Jahre zurück und weisen auf die Verwendung von Hanf in China hin, wo er zur Anfertigung von Kleidern und Seilen genutzt wurde.

Heutzutage geht man von drei verschiedenen Arten der Hanfpflanze aus. Laut Dr. Michael Aldrich kann die Unterscheidung in diese drei Arten auf archäologische und linguistische Beweismittel gestützt werden. Der in China vorkommende Typus ist wissenschaftlich als *Cannabis sativa* Linneaus bekannt – er wurde 1753 von Linnaeus, dem Vater der modernen botanischen Klassifizierung, bestimmt. Dies ist auch der über ganz Amerika verbreitete Typus. Als die Europäer zur „Neuen Welt" reisten, berichteten sie, daß die Pflanze bereits im 16. Jahrhundert über den gesamten nordamerikanischen Kontinent verstreut wuchs. Dieser *sativa*-Abkömmling des Hanfs wird durch die Eigenschaft eines allgemein ziemlich hohen Wuchses bestimmt, er kann eine Höhe von 4,20 bis 6 m erreichen. Dazu kommt, daß er gewöhnlich sehr starke Fasern bildet und nur sehr wenig Harz absondert (in diesem ist die rauscherzeugende Substanz am konzentriertesten vorhanden).

Die zweite Art heißt *Cannabis indica* Lamarck, weil sie 1783 von Lamarck klassifiziert worden ist. Dieser Abkömmling scheint das erstemal in Indien aufgetaucht zu sein. Die Pflanze ist von kürzerem Wuchs, sie ist ziemlich holzig und markig und deshalb weniger zur Fasergewinnung geeignet. Den frühesten Hinweis auf diese *indica* finden wir in den *Atharva Veda* aus dem

2. Jahrtausend vor unserer Zeitrechnung, wo der Hanf bereits unter die fünf heiligen Pflanzen Indiens gezählt wurde.

Eine dritte Abart der Hanfpflanze ist die *Cannabis ruderalis* Janischewsky, die 1924 von Janischewsky botanisch bestimmt worden ist. Größtenteils kommt sie im südlichen Sibirien vor. Der erste Bericht, den wir in Händen haben, geht auf den unermüdlichen griechischen Wanderer Herodot zurück, der oft als erster Historiker der westlichen Welt angesehen wird. In einer berühmten Passage aus dem Jahre 450 vor unserer Zeitrechnung beschreibt er die Bestattungsriten beim Tode eines Königs der Skythen; ein Nomadenstamm, der über die Steppen von Turkestan bis Sibirien herumzog. Nach dem Begräbnis, so schrieb Herodot, würden sich die Skythen innerlich „reinigen", indem sie tipiartige Aufbauten errichteten, diese mit Teppichen abdeckten, sich dann hinein begaben und den Rauch von Hanfsamen inhalierten, die sie über glühende Steine gestreut hatten. „Es schwelt und sendet derartige Rauchwolken in die Höhe, daß kein griechisches Dampfbad es übertreffen könnte", kommentiert Herodot. „Bei diesen Bädern heulen die Skythen vor genüsslichem Vergnügen".

Der überwiegende Teil der Historiker hat diese ganze Passage als romantische Beschönigung erachtet. Ende der Vierziger Jahre unseres Jahrhunderts wurden jedoch im sibirischen Altaigebirge einige Skythengräber gefunden, die etwa seit 400 v. Chr. unter einer Eisdecke gelegen hatten. In diesen Grabstätten wurden noch wohlerhaltene Leichname und kleine Zelte gefunden, die Kupferkessel voller Steine, Eis und Hanfsamen enthielten! Die unterschiedliche Beschaffenheit der Hanfsamen hatte Janischewsky in die Lage versetzt, *Cannabis ruderalis* von den Spezies *sativa* und *indica* zu unterscheiden. Als sowjetrussische Botaniker diese eingefrorenen, exhumierten Samen um Ende der Vierziger Jahre zum Zwecke ihrer Klassifizierung untersuchten, stellten sie fest, daß es sich um solche der *Cannabis ruderalis* handelte! Bis jetzt nimmt man an, daß diese Pflanze ausschließlich in der UdSSR wächst. Die meisten westlichen Botaniker sind nicht sehr mit ihr vertraut, doch wird allgemein angenommen, daß sie wenig Harz enthält. Die Pflanze wird als kurz, wuchernd, schmächtig, samenhaltig und fettblättrig beschrieben.

Von den drei Arten der Hanfpflanze ist also die des *sativa*-Typus die erste, die über den ganzen Erdball eine weite Verbreitung gefunden hat – hauptsächlich wegen ihrer starken Fasern. Das erste bekanntgewordene Pharmaziebuch wurde in China verlegt und wird traditionell aufs dritte Jahrtausend vor unserer Zeitrechnung datiert, genauer auf die Herrschaftszeit des Kaisers Shen-Nung. Es empfiehlt die Verwendung von Hanf gegen nahezu alles, von Rheuma über Verstopfung bis zur Geistesgestörtheit.

Während des Römischen Reiches schrieb Galen im 2. Jahrhundert unserer

Zeitrechnung in einem Kommentar, daß dieses Kraut oft auf Banketten herumgereicht wurde, um Heiterkeit und Freude zu steigern. Neulich wurde etwas Haschisch in einem luftdichten Behälter im Wrack eines karthagischen Kriegsschiffes geborgen, das im 2. Punischen Krieg (218-201 v. Chr.) vor der Küste Siziliens gesunken sein soll. Es wurde als immer noch potent bezeichnet. Eine Urne mit Blättern und Samen der Pflanze wurde auch in der Nähe Berlins ausgegraben. Man schätzte ihr Alter auf ca. 2 500 Jahre. Und obwohl uns aus jener Zeit nur wenige Zeugnisse erhalten sind, nimmt man an, daß der Hanf auch in England, Schottland und Irland Eingang gefunden hatte. Archäologische Funde zeigen an, daß er etwa 400 v. Chr. bei Old Buckenham Mere in England wuchs.

Paracelsus, der oft als Vater der Pflanzenheilkunde angesehen wird, wurde mit dem Hanf während seines Aufenthaltes in Basel, der Heimatstadt Dr. Hofmanns, bekannt. Dort war es auch, daß der Botaniker Leonhardt Fuchs 1542 eine bezaubernde klassische Zeichnung der Pflanze anfertigte. Zu dieser Zeit waren die berauschenden Wirkungen der *sativa* offensichtlich bereits bekannt. François Rabelais, ein Schriftsteller des frühen 16. Jahrhunderts, widmete drei Kapitel seines Werkes *Drittes Buch des Pantagruel* den botanischen und psychoaktiven Eigenschaften des Gewächses.

Die *indica*-Abart der Pflanze verbreitete sich allmählich von Indien in die angrenzenden Länder und gelangte dann über Ägypten und Persien westwärts. Hier war das Vorkommen der beflügelnden Substanz im Harz hoch geschätzt – dazu meinte George Andrews: „Das Buch *Geschichten aus 1001 Nacht* ist vom Haschischduft geschwängert". Arabische Händler sollen als erste die Droge nach dem der afrikanischen Küste vorgelagerten Mozambique gebracht haben. Von dort aus breitete sich ihr Gebrauch auf dem Festland bei den Buschmännern, Hottentotten und nahezu allen afrikanischen Stämmen aus.

Das europäische Interesse an der *indica*-Abart des Hanfs erwuchs ganz zu Beginn des 19. Jahrhunderts – als Begleiterscheinung der englischen Kolonialisierung Indiens und der Eroberung Ägyptens durch Napoleon. Zwischen 1840 und 1850 wurde dem Hanf dann auch in Abhandlungen der westlichen Welt eine neue Aufmerksamkeit zuteil – insbesondere nach den Veröffentlichungen der Monographien von Aubert-Roche, O'Shaughnessy und Moreau. Jeder dieser Autoren hatte Indien und/oder Ägypten bereist und war mit Berichten darüber zurückgekehrt, von welchem Nutzen die Droge für die abendländische Medizin sein könnte.

W.B. O'Shaughnessy war es, der im Jahre 1839 *Cannabis indica* in die westliche Pharmazeutika einführte. Er stand in Diensten der Ostindischen Kompanie und war in Indien als praktischer Arzt und Chemieprofessor in Kalkutta tätig. Im Alter von 30 Jahren veröffentlichte er einen 40seitigen

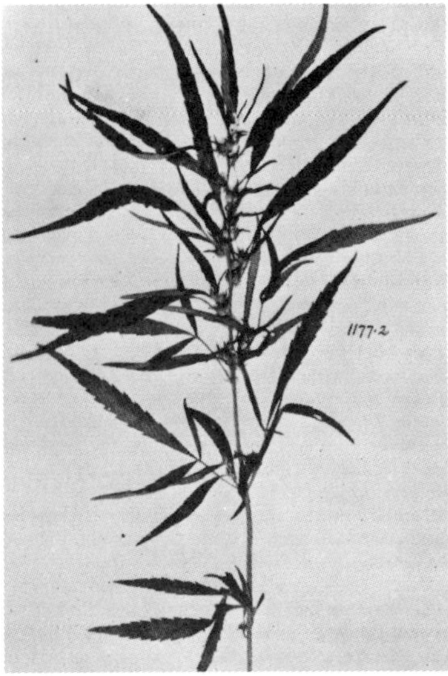

Cannabis sativa, die verbreitetste und größte Art, sie wurde ursprünglich der Fasern wegen angebaut, heute hauptsächlich für den Schwarzmarkt.

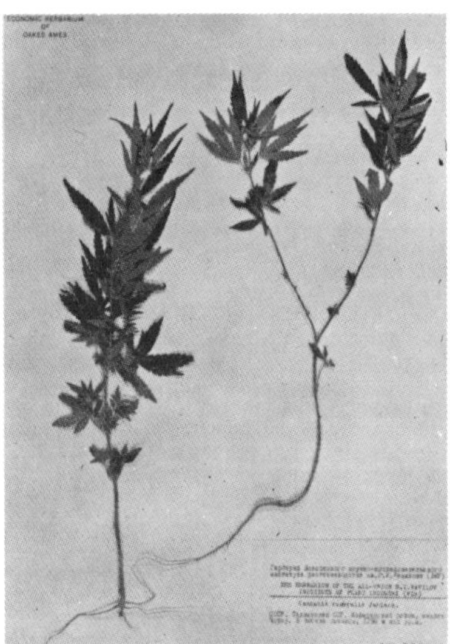

Cannabis ruderalis, eine seltene sibirische Art, die im Westen wenig bekannt ist.

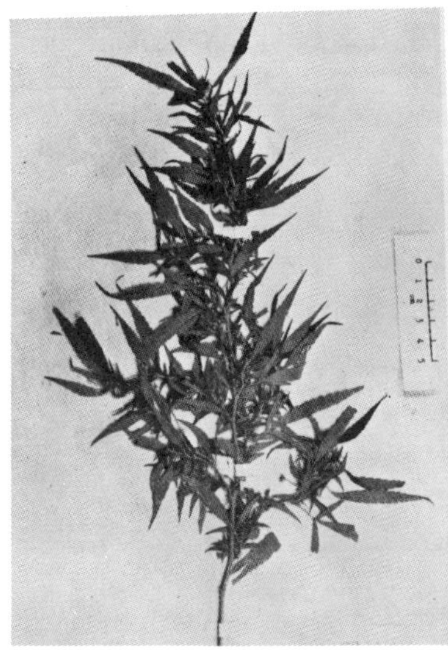

Cannabis indica, die stärkste Art, sehr harzhaltig, kurz und buschig, sie wird hauptsächlich als Rauschmittel angebaut.

Aufsatz, der großen Einfluß ausüben sollte. In diesem erörterte er die Geschichte der *Cannabis*-Produkte im Orient, handelte Testergebnisse ab, die er an Tieren gewonnen hatte und die die Ungefährlichkeit der Droge bestätigten und berichtete von seiner persönlichen, erfolgreichen Anwendung dieses Agens als Analgetikum bei der Behandlung von Rheuma, schweren Krampfzuständen bei Kindern und bei der Tetanusinfektion.

Der französische Psychiater Joseph Moreau de Tours beobachtete die Wirkungen der *indica* auf die arabische Bevölkerung Ägyptens und des Nahen Ostens. Er wies seine Kollegen eindringlich darauf hin, daß diese Droge erfolgreich zur Behandlung von Nervenkranken angewendet werden könnte. Dabei bettete er seine Argumente in einen theoretischen Rahmen, der dem „psychotomimetischen" ähnelte, den wir vorher schon in Bezug auf LSD diskutiert haben. Moreau war es auch, der Theophile Gautier, einen der führenden Literaten jener Zeit, in die Mysterien des Hanfs einweihte.

Im Jahre 1844 gründete Gautier den „Club des Haschischins", eine monatliche Zusammenkunft mit vielen Teilnehmern der damals in Mode gekommenen romantischen Bewegung, die sich im extravaganten Pariser Hotel Pimodan traf. Den Mitgliedern – darunter befanden sich Gautier, Hugo, Balzac, Gerard de Nerval, Dumas der Ältere und Charles Baudelaire – wurde zu diesen Anlässen *Cannabis indica* in Form einer grünlichen Marmelade gereicht, deren aktive Bestandteile in Algerien zubereitet worden waren. Die Atmosphäre des Hotels atmete Eleganz und Exotik und die Gestaltung der Einrichtung war abwechslungsreich. Entsprechend gerieten auch ihre Trips. Einige ausschweifende Berichte – die zu einem gewissen Grad an die zeitgenössischen Ausführungen Carlos Castanedas erinnern – lassen den Leser im Ungewissen, ob man sie glauben kann oder nicht. Robert de Ropp, ein Autor, der sich in unseren Tagen mit dem Thema Drogen beschäftigt, weist nach einer Wiedergabe der Gautierschen Erfahrungen auf deren überraschende Ähnlichkeit mit klassischen Peyote-Protokollen hin, obwohl beide Drogen ja chemisch verschieden sind.

Die Berichte über die nachmittäglichen Trips im „Club des Haschischins" stellen die ersten Veröffentlichungen über den Haschischgebrauch im modernen Abendland dar – und die Eindrücke, die sie über den Hanfrausch vermittelten, waren schon ziemlich bizarr. Dr. Moreau, der Arzt, der die Droge allgemein medizinisch anwendete, bemerkt, daß die Wirkung bereits eingesetzt hatte, als er sich hinter einer Obstschale verschanzt fand. Baudelaire erzählte, „daß du beim Rauchen eine Art von Verschiebung oder intellektuellem *quid pro quo* fühlst, wie du selbst dampfst; dazu dann deiner Pfeife, in der du dich selbst eingekauert und wie Tabak zusammengestopft wähnst, die

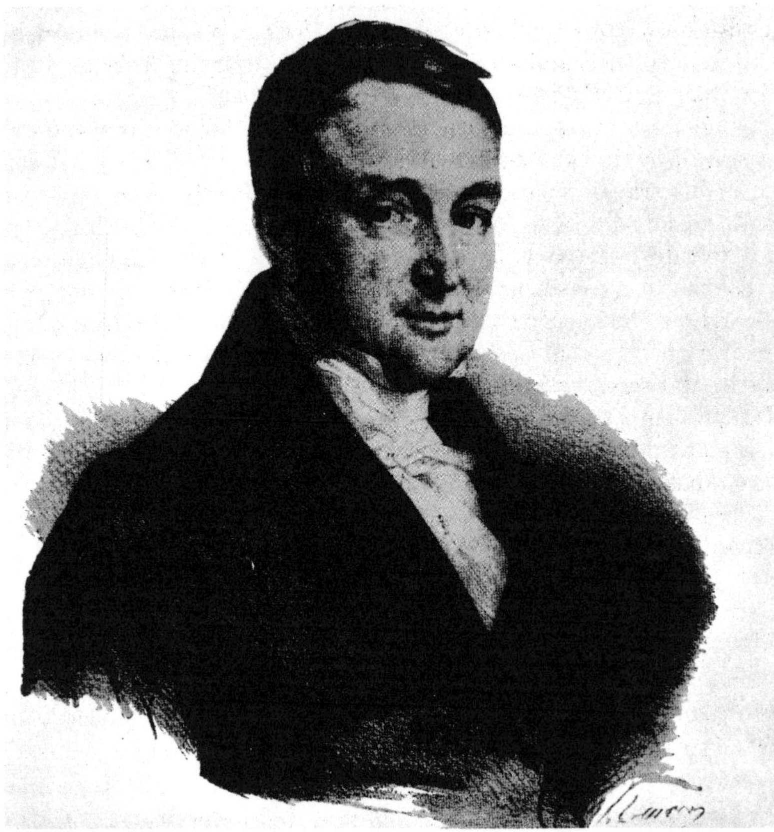

J.J. Moreau (de Tours), 1804-1884, der Hanf als Heilmittel für Nervenkranke vorschlug und die Mitglieder des Club des Haschischins mit der Droge versorgte

seltsame Kraft zumißt, *dich selbst zu rauchen...*"

Es kursierten genügend Geschichten über das mysteriöse Gewächs aus dem Orient, daß es die Aufmerksamkeit des englischen Parlaments erweckte, das 1839 eine Kommission ins Leben rief, welche die Entwicklung des Hanfgebrauchs in der indischen Kolonie untersuchen sollte. Als Ergebnis kam die wahrscheinlich für eine Weile gründlichste und systematischste Untersuchung heraus, die nach den Worten Norman Taylors auch die Befragung von knapp unter 1 200 „Ärzten, Kulis, Yogis, Fakiren, Rauchern in Irrenanstalten, Bhang-Bauern, Steuereintreibern, Schmugglern, Armeeoffizieren, Hanfhändlern, ganja-Palastdienern und Geistlichen" einschloß. Der Schlußbericht umfaßte sieben Bände (3.281 Seiten). Hier einige der Schlußfolgerungen:

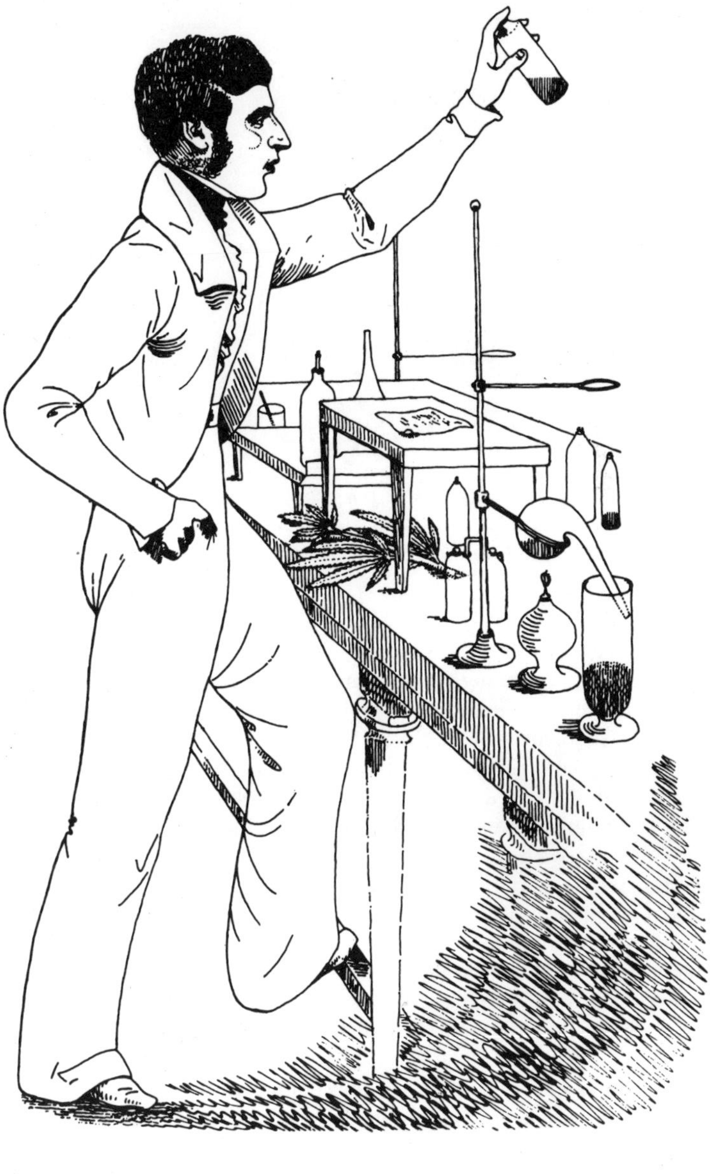

W.B. O'Shaughnessy, Professor für Chemie und Naturphilosophie am Medical College Calcutta, der 1839 Cannabis in die abendländische Medizin einführte

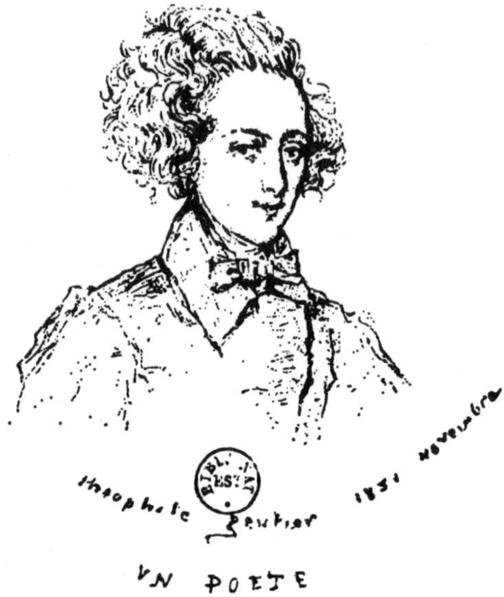

Zeitgenössische Zeichnung von Theophile Gautier, dem Gründer des „Club des Haschischins"

Alles in allem kann gesagt werden, daß, sobald man gemäßigten Genuß und exzessiven Gebrauch der Droge unterscheidet, was die befragten Zeugen, wie bereits erwähnt, für sehr schwierig halten, es doch gewichtige Beweisgründe dafür gibt, daß der gemäßigte Gebrauch der Hanfdrogen körperlich unschädlich ist...

Die Frage der geistigen Wirkungen, die von Hanfdrogen hervorgerufen werden, ist von der Kommission mit großer Sorgfalt geprüft worden. Der populäre Eindruck, Hanfdrogen stellten eine nährende Quelle für Geistesverwirrung dar, ist sehr stark, doch kann nichts bemerkenswerter sein als die vollständige Entkräftung der Beweismittel, auf denen er basiert. Das persönliche Vorurteil hat immer wieder Fälle geistiger Erkrankung hervorgeholt, die dem ganja zugeschrieben wurden. Es bestanden jedoch keinerlei Zusammenhänge, und trotzdem werden auf der Grundlage dieses Vorurteils Statistiken erstellt, die dann als Bestätigung und Untermauerung des Vorurteils selbst zitiert werden...

Absolutes Verbot ist nach Meinung der Kommission völlig abwegig...

Es gibt keinen ernstzunehmenden Beweis für geistige und moralische Schäden bei gemäßigtem Gebrauch dieser Droge...

Eine sehr große Anzahl von Praktikern mit langer Erfahrung haben keine Anzeichen irgendeiner Verbindung von gemäßigtem Gebrauch der Hanfdroge und Krankheiten feststellen können...

REPORT

OF THE

INDIAN HEMP DRUGS COMMISSION,

1893-94.

President:

The Hon'ble W. MACKWORTH YOUNG, M.A., C.S.I., First Financial Commissioner, Punjab.

Members:

1. Mr. H. T. OMMANNEY, Collector, Panch Mahals, Bombay.
2. Mr. A. H. L. FRASER, M.A., Commissioner, Chhattisgarh Division, Central Provinces.
3. Surgeon-Major C. J. H. WARDEN, Professor of Chemistry, Medical College, and Chemical Examiner to Government, Calcutta; Officiating Medical Storekeeper to Government, Calcutta.
4. Raja SOSHI SIKHARESWAR ROY, of Tahirpur, Bengal.
5. KANWAR HARNAM SINGH, Ahluwalia, C.I.E., Punjab.
6. LALA NIHAL CHAND, of Muzaffarnagar, North-Western Provinces.

Secretary:

Mr. H. J. McINTOSH, Under-Secretary to the Government of Bengal, Financial and Municipal Departments.

SIMLA:

PRINTED AT THE GOVERNMENT CENTRAL PRINTING OFFICE.

1894.

Price Rs. 3.

Gemäßigter Genuß von Hanf führt nicht mehr zum Exzeß als Alkohol. Regelmäßiger, mäßiger Gebrauch von ganja oder bhang ruft dieselben Wirkungen hervor wie mäßige und regelmäßige Dosen von Whiskey. Der Exzeß ist auf Müßiggänger und liederliche Menschen beschränkt...

Das war damals im Jahre 1894. Seitdem sind noch mehrere Untersuchungen anderer Regierungen über Hanf vorgenommen worden, die gewöhnlich auf eine Sensationsmache hinsichtlich geistiger Schadwirkungen erfolgten. In *jedem* Falle deckten sich die Resultate mit den Schlußfolgerungen jener Kommission aus dem späten 19. Jahrhundert: daß der Gebrauch der Droge im wesentlichen unschädlich ist, daß die eingeführten Strafandrohungen nicht verschärft werden sollten, daß der Genuß weder zur Sucht führt, noch zu Geisteskrankheit oder zu Gewalttätigkeit und Verbrechensneigung, daß offenbar sämtliche Berichte, die öffentliche Empörung auslösten, entweder auf Übertreibungen oder Verfälschungen der Fakten beruhten.

Große Besorgnis wurde einmal in der Panama-Kanalzone ausgelöst und die US-Army setzte einen Forschungsstab ein. Er gelangte zu denselben Schlüssen wie die Indische Hanfkommission von 1894: daß Cannabis unschädlich sei, daß es nicht zur Sucht führe, etc. Eine weitere Kommission wurde in New Orleans eingesetzt, welche dieselben Forschungsergebnisse zeitigte. Der berühmteste all dieser Untersuchungsausschüsse war die La Guardia Commission von 1943. Sie erstellte einen Report über den Hanfgenuß in New York City, in dem wir dieselben Resultate finden. In der La Guardia-Studie wurde ein erster Versuch unternommen, die Wirkstoffe zu analysieren und die Hauptkomponenten der Hanfpflanze auf synthetischem Wege herzustellen. Diese Forschungen bahnten möglicherweise den Weg zur Enthüllung des wissenschaftlichen Rätsels um das Tetrahydrocannabinol-Molekül.

In jüngerer Zeit wurde die Erkenntnis über die Unschädlichkeit des Cannabis von folgenden Studien erneut bekräftigt und veranschaulicht: Dem englischen *Wootton Report* von 1968, dem kanadischen *Le Dain Report* von 1970 und schließlich dem Bericht der US President's Commission, dem amerikanischen *Shafer Report* von 1972, dem breite Veröffentlichung zuteil wurde.

All diesen Studien ist zweierlei gemeinsam: Ihre ziemlich günstigen Ergebnisse wurden weiterhin ignoriert und ihre Autoren offenbar als Narren mißachtet – allerdings nicht von den Konsumenten, deren Anzahl ständig gewachsen ist.

1951 publizierte die UNO eine Aufstellung, nach der es damals 200 Millionen Cannabis-Gebraucher auf der Welt gab. Darüberhinaus stellte die UNO auch eine Bibliographie von Literatur über Cannabis zusammen. Sie umfaßte 1104 Titel, von denen etwa 350 aus dem 19. Jahrhundert stammten. Seit damals ist die Flut der Erscheinungen immens angestiegen; wahrscheinlich nirgendwo mehr als in den USA.

Frühe amerikanische Erfahrungen mit Hanf. In Jack Fraziers Buch *The Marijuana Farmer* deuten Zitate von Forschungsreisenden aus dem frühen 16. Jahrhundert darauf hin, daß Hanf in der Neuen Welt wild wuchs, als sie dorthin gelangten.

Mag dem so sein oder nicht, fraglos ist jedenfalls, daß zur Zeit der Jamestown-Siedlung (1611) die Engländer beschlossen, Hanf als Hauptnutzpflanze anzubauen. Während der 150 Jahre bis zur Amerikanischen Revolution wurde die Hanfproduktion über ganz Neuengland und den Süden staatlich gefördert. 1762 gab es sogar für eine Weile eine Strafandrohung für Farmer in Virginia, wenn sie Hanf *nicht* anbauten. So stark war die Nachfrage der Britischen Kriegsmarine nach kräftigen Tauen und Segeln.

Großes Aufheben wurde um die Tatsache gemacht, daß die Gründungsväter der USA – etwa Washington und Jefferson – Marihuanaanbau betrieben. Während es kein beweiskräftiges Anzeichen dafür gibt, daß sie ihre Abende stoned verbrachten, so wurde doch die erhöhte Aufmerksamkeit auf eine Tagebucheintragung Washingtons gelenkt, in welcher er seinen Wunsch ausdrückte, zur Zeit der Absonderung der männlichen von den weiblichen Pflanzen zugegen zu sein. Es wurde ins Feld geführt, daß dies nur deshalb für ihn von Interesse sein konnte, weil er einen erhöhten Harzertrag wünschte! Wie dem auch sei, Kentucky und Ohio wurden zur Revolutionszeit zum Besiedeln freigegeben. Riesengelände wurden dabei in beiden Staaten der Hanfkultivierung vorbehalten. Das Hauptinteresse bestand an Fasern für die Kleider-, Seil- und Feinpapierproduktion, doch auch das Interesse an den psychoaktiven Eigenschaften der Pflanze wurde ausgedrückt.

Etwa in der Mitte des 19. Jahrhunderts fand die Praxis der medizinischen Verwendung von Cannabinolen von Europa aus in Nordamerika Eingang. Viele Cannabis-Präparate waren damals in Drogerien erhältlich. 1857 kam Fitz Hugh Ludlow, der damals in Poughkeepsie im Staate New York lebte, in den Besitz einer *indica*-Tinktur. Er bezahlte 6 Cents für eine Dosis, die er in Form des „Tilden's Extract" erhielt. Ludlow war zu diesem Zeitpunkt erst 16 und mit seiner durch die Lektüre der *Geschichten aus 1001 Nacht* entflammten Phantasie erklärte er Hanf zur „Droge der Reisenden", die es ihm gestattete, mit seiner Vorstellungskraft über den Erdball, aber auch in höhere, mystischere Regionen zu reisen. Seine Erfahrung führte ihn dann zum Schreiben von *The Hasheesh Eater,* Amerikas erstem originärem Beitrag zur Literatur über Hanf-Highs.

Solcherlei Interesse war in den Vereinigten Staaten noch nicht weit verbreitet und gleich nach Beendigung des Bürgerkrieges sank auch die wirt-

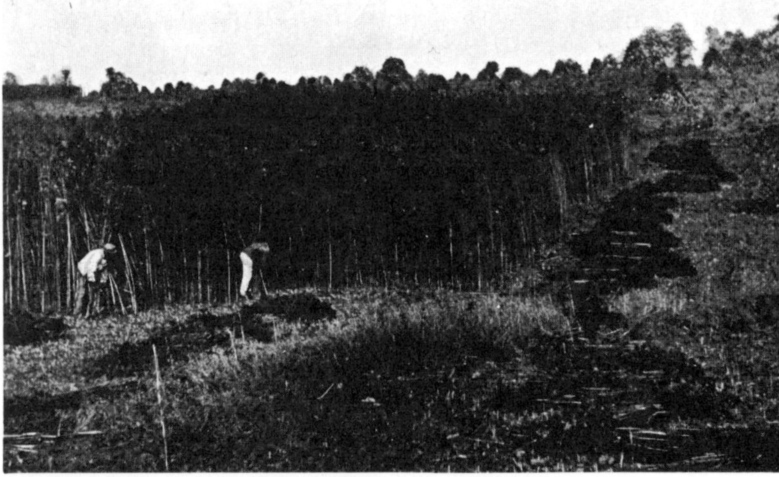

Früher C. sativa-Anbau: „Laßt diese Männer die stärksten sein."

schaftliche Bedeutung des Hanfs als Nutzpflanze erheblich. Eli Whitney hatte mittlerweile die Egreniermaschine erfunden, welche der Baumwolle einen entscheidenden ökonomischen Vorzug vor Hanf oder Flachs verschaffte. Die Entwicklung eines billigen Holzmarktes zur selben Zeit ersetzte auch die Bedeutung des Hanfs als Rohstoff für Papier, außer bei der Herstellung von Zigarettenpapier, Geld und Bibeln!

Obwohl der Hanfanbau unzeitgemäß wurde, erlitt Cannabis nicht das gleiche Schicksal. Schon früh im 20. Jahrhundert war es wieder auf der Bildfläche, diesmal allerdings voll und ganz als gelegentlicher, der Erholung dienender Rauchgenuß. Die moderne Gebrauchsweise scheint das erstemal in New Orleans aufgekommen zu sein, wohin sie wohl von mexikanischen Landarbeitern gebracht worden ist, die das Rauchen als billigen Ersatz für Alkohol pflegten. Innerhalb von fünf Jahren breitete sich diese Gewohnheit den Mississippi aufwärts bis zum Tal des Ohio aus. Von dort dehnte sie sich ostwärts nach Harlem und anderen Teilen der Nation aus. Der Erlaß des *Eighteenth Amendmend* von 1920, das den Alkoholgenuß verbot, diente als Beschleunigung für die weitere Popularisierung der Droge.

Die Anslinger-Ära. Für die ganze Geschichte ist das Jahr 1932 besonders wichtig. Da ernannte nämlich Schatzminister Andrew Mellon seinen Schwager Harry J. Anslinger zum Chef des U.S. Narcotics Bureau, das 1930 geschaffen wurde.. Anslinger wurde für Cannabis, was Andrew Cornstock für die sexuelle Freiheit in den USA war. Obwohl er bei Amtsantritt nicht sonderlich an Marihuana interessiert war, legte er bereits innerhalb kürzester Zeit eine Besessenheit bezüglich „der Übel" dieses Gewächses an den Tag und brachte es fertig, im Harz der Hanfpflanze die Geißel der Menschheit zu erblicken.

Anslinger dirigierte eine gewaltige Medienkampagne gegen den Cannabisgenuß. Im ersten einer Serie von Artikeln – mit dem Titel „Marihuana, Meuchelmörder der Jugend" – erzählte er andauernd von Mordfällen, die angeblich unter Hanfeinfluß begangen worden und von Schulkindern, die den Verführungskünsten von „freundlichen Onkeln" auf den Leim gegangen, ja sogar von Rauchern, die unter Cannabiseinfluß aus dem Fenster gesprungen seien.

Bis zum Jahre 1937 hatten als Resultat seiner Bemühungen bereits 46 der damals 48 Staaten auf der Grundlage von Unwissenheit und Angst die Droge unter gesetzliches Verbot gestellt.

Anslinger hatte seine Hoffnung auf ein Verbotsgesetz des Bundes begraben müssen, nachdem sogar ihm Zweifel an dessen Verfassungsmäßigkeit gekommen waren. Gerade als er dabei war, seine Anstrengungen in dieser Richtung aufzugeben, da schlug jemand vor, die Regierung könnte doch eine durch das Schatzministerium einzuziehende „Transfer-Steuer" erheben. Das Nichtentrichten der Steuer könnte dann als Verbrechen geahndet werden, in anderen Worten als Major Federal Crime.

In den darauffolgenden Anhörungen vertrat das Ministerium wieder seinen harten Kurs. Anslinger redete den Kongreßabgeordneten Sachen ein wie „Du rauchst einen Joint und schon könntest du deinen eigenen Bruder killen." In denselben Hearings wurde nur ein positives Votum vorgebracht – bemerkenswert ist die Tatsache, daß es durch die American Medical Association geschah – und dieses wurde rasch unter den Teppich gekehrt. Gegen Ende des Jahres 1937 wurde das Gesetz verabschiedet, das Cannabis im gleichen Atemzug mit seiner Besteuerung als Narkotikum deklarierte. Die neuen Strafandrohungen für Genuß und Verbreitung beliefen sich nun auf fünf bis zwanzig Jahre für die erste Gesetzesüberschreitung, auf zehn bis vierzig Jahre bei Rückfall.

Die einzige bedeutende Ausnahme war die Verwendung sterilisierter Samen für Vogelfutter – da die Industrie damals vier Millionen Pfund pro Jahr produzierte und man fürchtete, die der Samen beraubten Vögel würden nicht mehr singen. Das Ministerium wollte ursprünglich noch die Ausnahmebestimmung für medizinische Zwecke bestehen lassen, doch verlief die weitere Entwicklung anders. Im Jahre 1941 wurde die Droge von der Liste der amerikanischen Pharmazeutika (Pharmacopoeia) gestrichen und das nach nahezu hundert Jahren einer beachtlichen und vielseitigen Anwendung. Bis

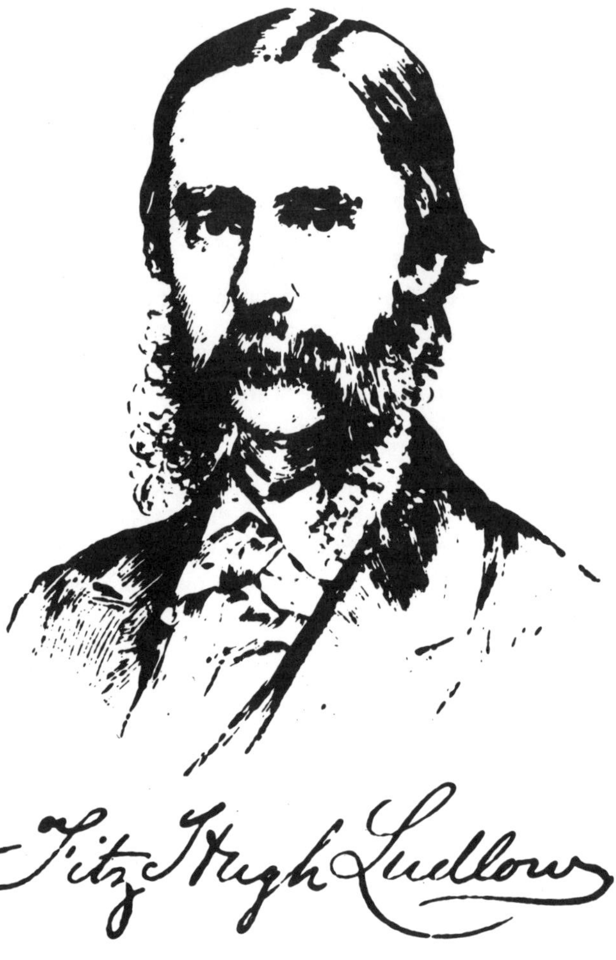

Fitz Hugh Ludlow, der Autor des ersten ein Buch füllenden Beitrags zur Cannabis-Literatur; er „turnte" viele „an", darunter auch Thoreau und Melville.

dahin hatte es etwa 28 freiverkäufliche medizinische Cannabis-Präparate gegeben, die über Firmen wie Parke-Davis, Squibb und Lilly beziehbar gewesen waren. So wurden Päckchen mit Marihuana-Zigaretten tatsächlich als Asthma-Kur verkauft. Mit dem Inkrafttreten des neuen Gesetzes verschwanden all diese Präparate von der Bildfläche.

Ein anderes starkes Betätigungsfeld war für Anslinger das Ausmerzen des natürlichen Vorkommens dieses Krautes. Dieses war zur Zeit des Inkrafttretens des neuen Gesetzes im Jahre 1937 ziemlich weit verbreitet. Mehr als zehntausend Morgen umfaßte die damalige Anbaufläche – und die Pflanze ist sehr widerstandsfähig. Während des Zweiten Weltkriegs besetzten die Japaner Manila und wir Amerikaner gerieten in Besorgnis über unseren Nachschub an Seilen. In einem Eilprogramm wurde 1943 in einem halben Dutzend Staaten des Mittleren Westens auf 146 000 Morgen Hanf gesät. Sogar nach Versuchen, Cannabis wieder auszumerzen, blieben Bestände in Indiana, Illinois, Wisconsin, Iowa, Kentucky und anderswo zurück.

Nach seinem Rückzug aus der US-Rauschgiftbehörde (Narcotics Bureau) machte sich der unermüdliche Anslinger auf, an die Spitze der amerikanischen UNO-Delegation zu treten, die sich mit dem Drogengebrauch befaßt. Bis 1961 hatte er es dank seiner Kapazität geschafft, 60 führende Nationen zur Unterzeichnung einer „Uniform Drug Convention" zu bewegen. Darin verpflichteten sich die Unterzeichnerstaaten, innerhalb von 25 Jahren die Cannabis-Verwendung zu beenden. Das geschah ungefähr zur selben Zeit, als in der westlichen Welt erfolgversprechende Anstrengungen zur Legalisierung von Marihuana begannen.

Gegen Ende der Fünfziger Jahre hatte in den USA das Interesse an den Wirkungen der Droge auf das Bewußtsein zugenommen. Das war das Resultat des ständig zunehmenden „tea"-Gebrauchs vor allem in Jazz-, Beat- und Künstlerkreisen. An der amerikanischen Ostküste wurde eine Gruppe mit dem Namen Le Mar gebildet, deren Zweck es war, als Lobby für eine Legalisierung einzutreten. Schon nach einiger Zeit gab es eine ähnliche Gruppe in England, die unter der Bezeichnung SOMA arbeitete.

In den frühen Sechzigern hatten Berichte über LSD, Peyote und psychoaktive Pilze allmählich die Aufmerksamkeit des Publikums auf sich gelenkt. Das Image des Pot wandelte sich erheblich, nachdem viele zu der Erkenntnis gekommen waren, daß dieses Kraut zwar eine ähnliche, doch milder wirkende Substanz war. 1964 machten die Thelin Brothers den ersten Head Shop in einer Straße auf, die später als Haight Ashbury berühmt wurde. Dieser Vorgang wurde damals als äußerste frontale Auflehnung, als wagemutiges Anturn-Unternehmen angesehen. 1970 schon war das ganze Land voller Head Shops und die Ätherwellen voller Potpropaganda – angefangen bei den Beatles, die in einem Lied high wurden With a little Help from their

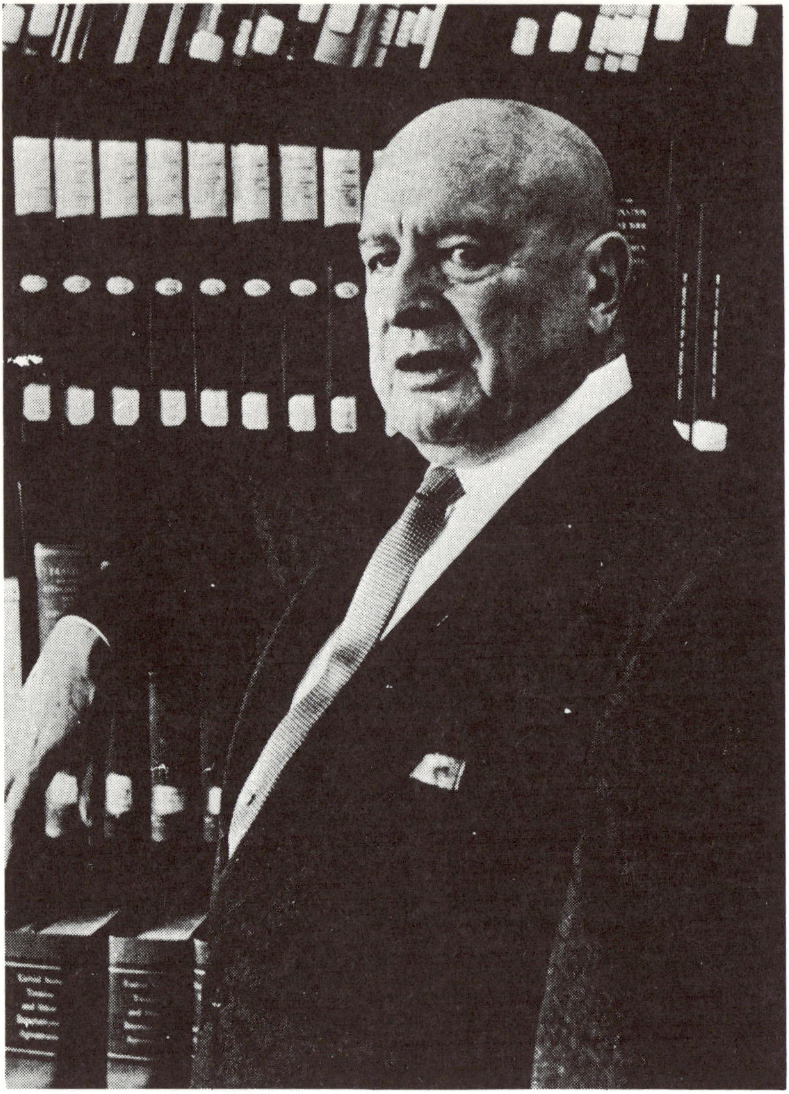

Harry J. Anslinger, Prohibitionist

Friends, bis zu den Stones, die erklärten, daß *Something happened to me yesterday,* bis zu Dylan, der verkündete: *Everybody must get stoned!*

Die Head Shops verkauften Neudrucke alter Anti-Marihuana-Plakate, was nun alle Welt amüsierte. Was sich genausogut verkaufte wie sie, war ein Poster etwas jüngeren Datums von Allen Ginsberg, der ein Schild mit der

CULBERT L. OLSON, *Governor*

MARIHUANA

THE ASSASSIN OF YOUTH

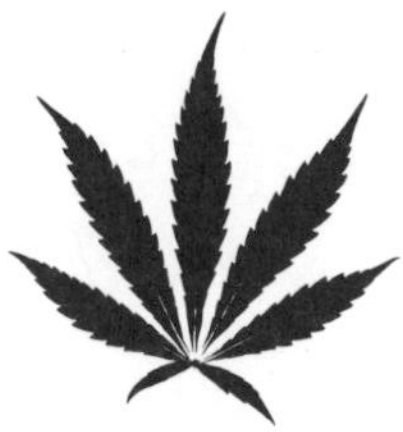

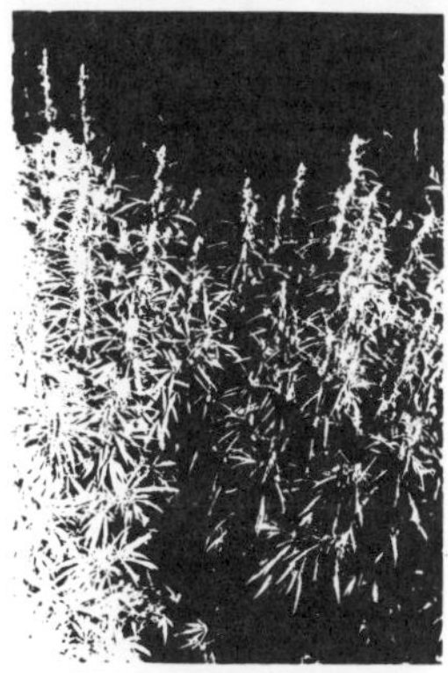

A TYPICAL FIELD OF MARIHUANA

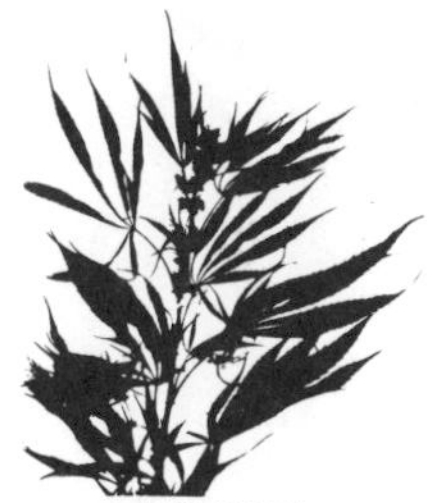

THE LEAF

Compound, composed of five, seven, nine or eleven—always an odd number—of lobes or leaflets, the two outer ones very small compared with the others. Each lobe from two to six inches long, pointed about equally at both ends, with saw-like edges; and ridges, very pronounced on the lower side, running from the center diagonally to the edges. Of deep green color on the upper side and of a lighter green on the lower. It is the leaves and flowering tops that contain the dangerous drug. These are dried and used in cigarettes and may also produce their violent effects by being soaked in drinks.

THE FLOWERS

When mature, are irregular clusters of seeds light yellow-greenish in color.

Equipment Needed for Tests

Several glass slides
Two glass stirring rods
Porcelain SPOT plate
HCL in alcohol—4-oz. bottle
KOH in alcohol—4-oz. bottle
One small funnel
Two test tubes.
Approximate cost of above . . . $1.50

Physiological Reaction

The effects of marihuana are most unpredictable.

Of the physiological reactions which may be apparent, we quote Dr. Herbert J. Kirchner, in charge of city prisons, city of Los Angeles, and a physician of wide experience in this field:

> **"The eye always presents a widely dilated, fixed, staring pupil, with the white of the eye severely bloodshot (orange-red). The breath has the characteristic odor, as elicited from burnt marihuana (burnt rope). There is no sensory disturbances of balance or gait, as elicited in acute alcoholic intoxication. The person under the influence may be hilarious, possibly hysterical, weeping or laughing, talks very rapidly, and in a loud tone."**

In conclusion, it is important to recognize, that both the prolonged use of large doses by habitues, and the single large dose taken by a novice may cause criminal maniacal acts. Moreover, even small quantities can destroy the will power and the ability to connect and control thoughts and actions, thus releasing ALL vicious inhibitions.

THE PLANT

Attains a height, when mature in August, of from three to sixteen feet, the stalk a thickness of from one-half inch to two inches. Stalk has four ridges running lengthwise, and usually a well marked node by each branch, these appearing at intervals of from four to twenty inches. A leaf appears immediately under each branch. Green plant has a peculiar narcotic odor, is sticky to the touch, and covered with fine hair barely visible to the naked eye. Often hidden in fields of corn or sunflowers.

Test For Marihuana

Put substance in small funnel, plugged with cotton. Add 5cc (one thimble full) of petroleum ether (low boiling point) so that liquid filters through the substance.

Pour one-half of this extract into a small white porcelain dish and evaporate; add to the evaporated portion a few drops of one per cent solution potassium hydroxide (KOH) in alcohol. The residue should become purple in a minute or so and the color deepen on standing.

Add to the other half in the test tube about 1cc of solution of hydrochloric acid in alcohol, and shake. When settled the lower layer should be distinctly pink.

IT IS A CRIME for any person to plant, cultivate, possess, sell or give away Marihuana.

It is frequently used by criminals to bolster up their courage. Most dangerous of all is the person under the influence of marihuana at the wheel of an automobile. Their illusions as to time and space destroy their judgment as to speed and distance. When eighty miles an hour seem only twenty, they often leave a trail of fatal accidents in their wake. A user of marihuana is a degenerate.

STAMP IT OUT

Division of Narcotic Enforcement

PAUL E. MADDEN, *Chief*

STATE BUILDING

San Francisco Los Angeles

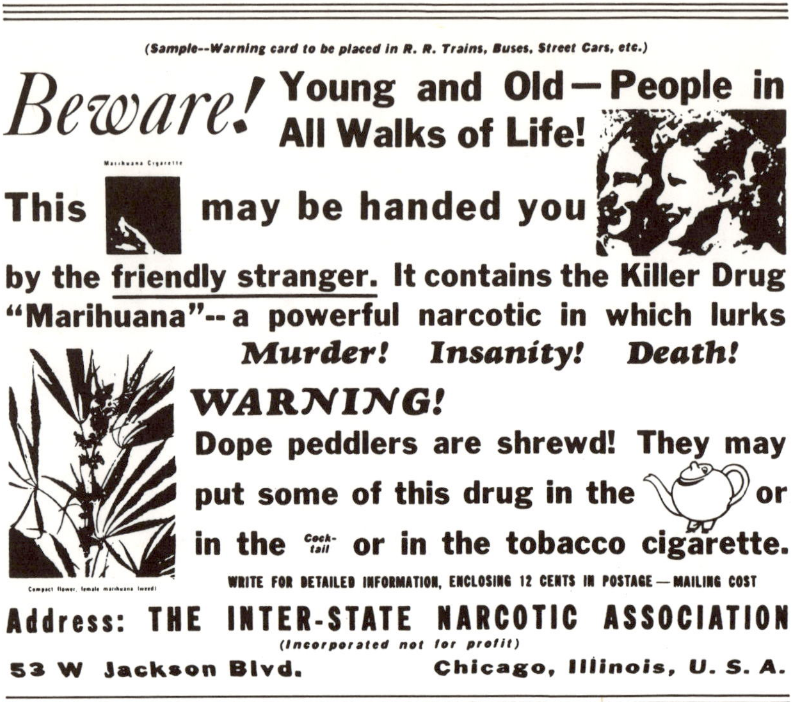
(Sample--Warning card to be placed in R. R. Trains, Buses, Street Cars, etc.)

Beware! Young and Old—People in All Walks of Life!

This [Marihuana Cigarette] may be handed you

by the friendly stranger. It contains the Killer Drug "Marihuana"-- a powerful narcotic in which lurks

Murder! Insanity! Death!

WARNING!

Dope peddlers are shrewd! They may put some of this drug in the [teapot] or in the Cocktail or in the tobacco cigarette.

Compact flower, female marihuana (weed)

WRITE FOR DETAILED INFORMATION, ENCLOSING 12 CENTS IN POSTAGE—MAILING COST

Address: THE INTER-STATE NARCOTIC ASSOCIATION

(Incorporated not for profit)

53 W Jackson Blvd. Chicago, Illinois, U. S. A.

Aufschrift „Pot is Fun" trug, wohl kaum eine Botschaft im Sinne Anslingers. Ende der Sechziger Jahre erschien periodisch *The Marijuana Review*, und eine Flut von Büchern und Artikeln trug dazu bei, das düstere Image der Pflanze als „Killerdroge" in das vom „sanften Gewächs, dem geheiligten Kraut, dem organischen High" zu verwandeln. Bis zur Mitte der Siebziger Jahre war Cannabis trotz seines noch illegalen Status gesellschaftlich und moralisch akzeptiert, so wie Whiskey während der Prohibitionszeit.

1969 beschlagnahmte der Zoll *57164* Pfund Marihuana, weniger als 30 Tonnen! Das konfiszierte Pot wog 1975 bereits *253,3* Tonnen und mit 86 Tonnen allein im Januar 1976 – fast dreimal soviel wie im Jahre 1969 – läßt sich der steile Anstieg seiner Verbreitung belegen. Die letzte Präsidentenkommission schätzt, daß 36 Millionen US-Bürger Pot probiert haben und 10% der Bevölkerung es regelmäßig nehmen.

Legalisierung. Lenny Bruce sagte immer, zur Legalisierung des Pot könnte nur die Erfüllung zweier Bedingungen führen – 1) müßten die Söhne und Töchter der Politiker gebustet worden sein und 2) müßten die Jurastudenten anfangen, Weed zu rauchen und dann in die juristische Praxis ein-

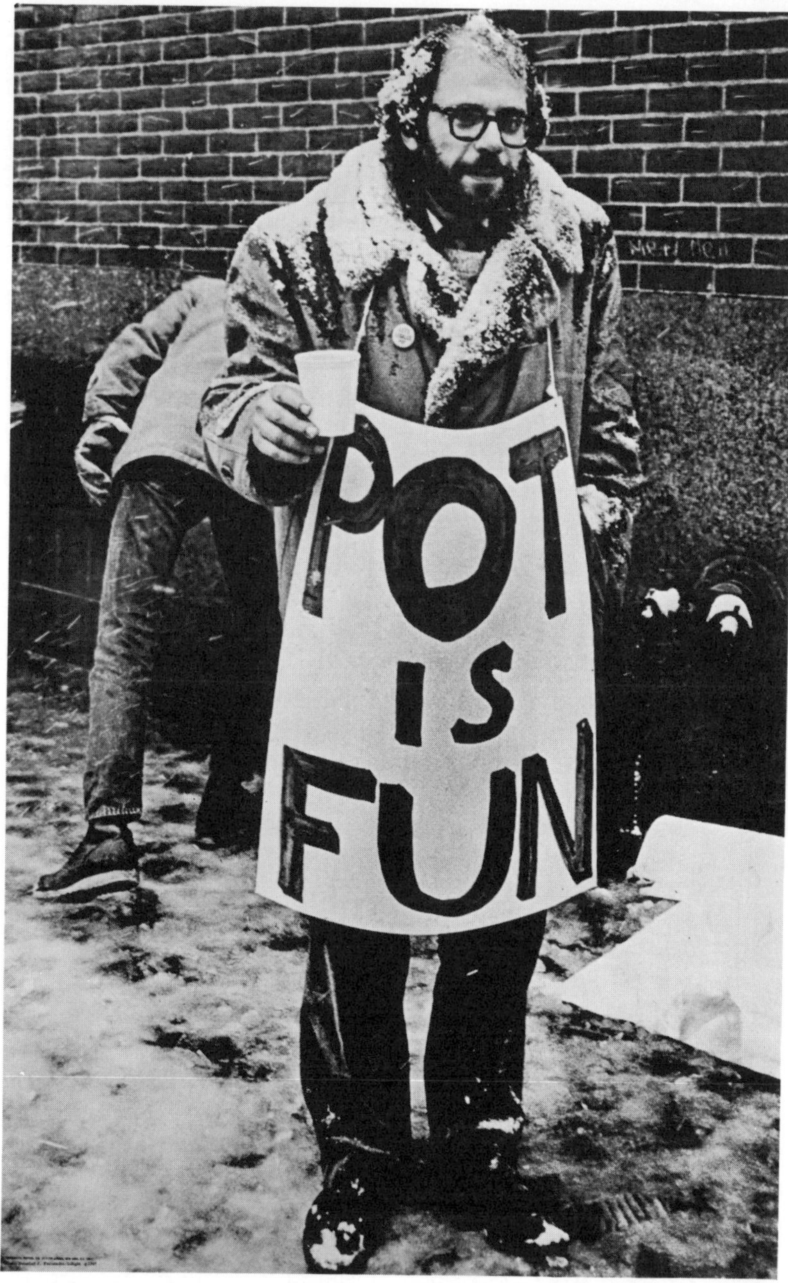

Eine frühe Marihuana-Demonstration.

treten. Beide Bedingungen sind seitdem erfüllt worden. Das Beschlußgremium der California State Bar hat sich seit 1976 mit 11 gegen 2 Stimmen zugunsten einer Legalisierung des Marihuana-Anbaus ausgesprochen. In der Begründung wurde ausgeführt, „wenn man schon nicht den Schwarzhandel mit Marihuana auszuweiten wünscht, dann ist es unvernünftig, Menschen für die Produktion ihres Eigenbedarfs höher zu bestrafen als für den Ankauf von Marihuana."

Was das Busten von Söhnen und Töchtern anlangt – da waren natürlich Kim Agnew, ein oder zwei Kennedys, ein McGovern, ein Colson, ein Cahill, ein Carter und so weiter und so fort. Im November 1975 wurde Marion Hugh Scott Concannon, Tochter des damaligen Führers der Republikaner im Senat, Hugh Scott, zu zwei Jahren *auf Bewährung* verurteilt, mit der Auflage, sechs Monate lang mindestens zweimal die Woche „gesellschaftlich nützliche" Arbeit zu leisten. Dazu kam noch eine Buße über 100 Dollar... *„wegen Verkaufs einer Unze Hasch an einen Agenten der Drogenbehörde"*. Jack Ford hat öffentlich zugegeben, daß er Pot rauche... und sein Vater pries seine Aufrichtigkeit. An Stelle des fortgesetzten Geredes über Cannabis als Narkotikum und Urteilen über 15 Jahre und so weiter, *hat* sich die Situation gewandelt. Es scheint, daß Bruces Bedingungen eingetroffen sind und unsere Gefängnisse nicht länger mit Leuten gefüllt sein werden, die dort wegen des Besitzes von ein bißchen Pot Jahre absitzen müssen.

Als Resultat der Besessenheit Herrn Anslingers ist bereits Millionen von Menschen – *bis auf den heutigen Tag!* – schweres Leid zugefügt worden. 1975 wurden rund 450 000 Menschen in unserem Land wegen Pot-Anklagen festgenommen. Bei 90% der Fälle war weniger als eine Unze im Spiel. Dennoch ist die Entkriminalisierung im Gange.

Dr. Timothy Leary war noch bis vor nicht allzu langer Zeit aufgrund seines Pot-Busts von Laredo im Jahre 1966 im Knast. Damals ging es um drei Joints. Er kämpfte bis zum Obersten Gerichtshof der Vereinigten Staaten, wo 1970 Anslingers „Transfer-Steuer" für verfassungswidrig erklärt wurde, gegen das Bundesgesetz an. Es mag hinzugefügt werden, daß Leary am 10. Januar 1977 in einer weiteren Berufung gegen sein 30-Jahre-Urteil unterlag. Der Streit ging noch durch die Instanzen, aber es ist eine schlimme Anklage gegen diese Gesellschaft, daß dieser Fall erst sehr spät zu den Akten gelegt worden ist – lange nachdem jeder Experte auf diesem Feld Pot für harmlos erklärt hat.

1973 unternahm Oregon nach dem Vorbild von Städten wie Eugene, Berkeley und Ann Arbor den ersten Versuch in Richtung Legalisierung, indem es die Strafe auf die Ebene einer Buße für eine Ordnungswidrigkeit beim Parken herabsetzte. Dann senkte Texas das Strafmaß und entließ 285 Gefangene. 1975 erklärte Alaska staatliches Eingreifen bei privatem Potgenuß für

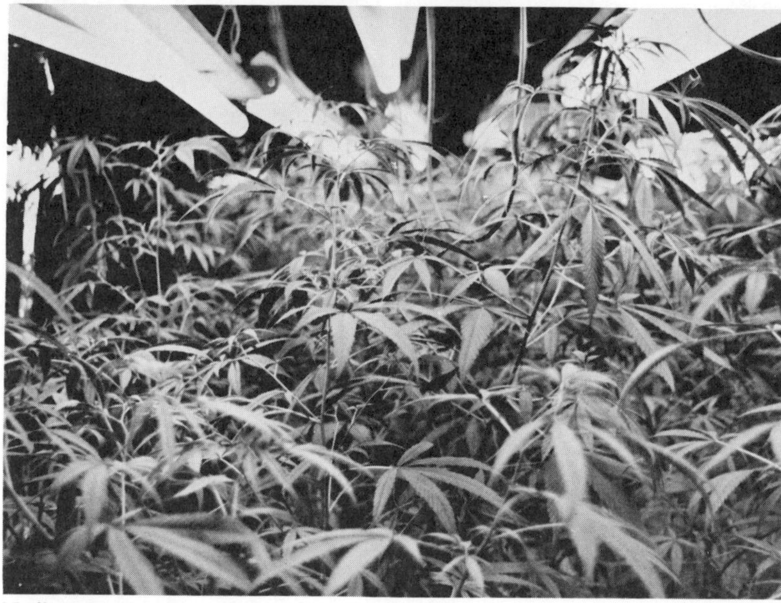

B. Madden

Marihuanazucht zuhause in den eigenen vier Wänden

verfassungswidrig. Zu Beginn unserer 200-Jahrfeier schlossen sich dem Kalifornien, Colorado, Ohio, Süddakota, Minnesota und Maine an und machten den Besitz geringer Mengen zu einer Ordnungswidrigkeit, die mit einer kleinen Geldbuße belegt wird. Im Dezember 1976 milderte die Ford-Administration ihren Standpunkt gegenüber einer nationalen Aufhebung der Verbrechensstrafe für Marihuanabesitz insofern ab, als sie das erstemal öffentlich kundtat, dieses Thema müsse diskutiert werden. (Das geschah in einer 57seitigen Stellungnahme der Regierung, die vom Strategy Council für Drogenmißbrauch herausgegeben wurde). Gesetzesvorlagen sind nun in beiden Häusern des Kongresses unterwegs, in denen NORML (bedeutende Lobbygruppe für die Marihuanalegalisierung) eine solide Chance zur Beseitigung der alten Gesetze durch die Carter-Administration sieht.

Anslinger starb – endlich! – im Jahre 1975. Sein Geist geht noch um, doch die steigende persönliche Vertrautheit mit Drogenerfahrungen hat die von ihm in Umlauf gesetzten Mythen fast besiegt. Eine Anfang 1976 abgehaltene Meinungsumfrage durch das Gallup Institut stellte heraus, daß die Hälfte der amerikanischen Öffentlichkeit nunmehr für eine Legalisierung ist. Sogar Fords Chefberater für Drogenangelegenheiten hatte öffentlich verkündet, Marihuana sei weniger schädlich als Alkohol oder Tabak und drängte auf eine Entkriminalisierung bei begrenztem Eigenanbau. Dem konservativen Publikum mag ein Artikel der New York Times vom 5. Januar 1976 den letzten Rest an Bedenken ad absurdum geführt haben. Darin steht:

> **Wissenschaftler finden nichts ernsthaft Schädliches an Pot.**
>
> Mehrere jüngere Studien über chronische Marihuana-User, die unabhängig voneinander in einem halben Dutzend Ländern angestellt wurden, zeigen, daß die Droge keine augenscheinlichen, bedeutenden Negativeffekte auf den menschlichen Körper, das Bewußtsein oder deren Funktionsabläufe ausübt.
>
> Die Forschung bekräftigt im wesentlichen die Ergebnisse und Schlußfolgerungen einer früheren Studie über den Marihuanagebrauch in Jamaica, in der festgestellt wurde, daß keine wissenschaftlich greifbare Beziehung zwischen starker Einnahme von Hanf und einer Beeinträchtigung von physischen, intellektuellen, sozialen und kulturellen Aktivitäten besteht.
>
> Diese Resultate wurden am Dienstag mit den Forschungsunterlagen der Konferenz der New York Academy of Sciences über chronischen Cannabis-Gebrauch vorgelegt, welche mehr als 100 Wissenschaftler aus zehn Ländern angezogen hatte...

BOTANIK UND PHARMAKOLOGIE

Hinsichtlich der üblichen Einteilungsschemata ist *Cannabis* eine außergewöhnliche Pflanze. Sie stellt sich aus den Blickwinkeln der Biologie, der Chemie und der Pharmakologie als so einzigartig dar, daß sie als eine der skurrilsten Erscheinungen im Pflanzenreich gelten kann, etwas, das der Schöpfer vielleicht am siebten Tag noch mal mit einem übermütigen Hintergedanken auf die Erde geworfen hat.

Ich habe mal einen Hippie gehört, der *Cannabis* als „Gottes Art, ‚Hi!' zu sagen", beschrieb. Von allen Psychedelika ist es vielleicht das zugänglichste, mildeste, das so wild gedeiht wie jedes andere Kraut auch und genügend Wohlgeschmack besitzt, daß es wiederholt in Salaten oder Tee Verwendung findet. Es ist das einzige, das unauflöslich mit einem wirtschaftlich nützlichen Produkt (die Fasern der Pflanze) verknüpft ist. Um mit einem komplexen Molekül zu interagieren, das psychoaktiv auf das Bewußtsein einwirkt und allgemein verträglich ist, braucht man einfach bloß die Blätter zu essen oder zu rauchen.

Botanisch gesehen ist es ein echtes Kuriosum. *Cannabis* wurde ursprünglich als Mitglied der *Nessel*-Familie eingestuft, dann als Teil der *Maulbeer*familie. Nun wird es in näherer Verwandtschaft zu der *Hopfen*-Pflanze und als Vetter des *Feigen*baumes angesehen! Die übliche Klassifizierungsprozedur stellt sich deshalb als so schwierig heraus, weil es strukturell zu der einen Familie gehört, während sein geschlechtliches Programm auf die andere verweist. Im Laufe des vergangenen Jahrhunderts wurde eine Fülle technischer Bezeichnungen für die Abarten dieser Pflanze aufgebracht: *kif, vulgaris, pedemontana, chinensis, erratica, foetens, lupulus, mexicana, macrosoerma, americana, gigantea, excelsa, compressa, sinensis*, etc. Aber es gibt auch heute noch Fachleute, die nur von einer Variation ausgehen: (wohingegen die Gesetzgebung unter allmählicher Aufnahme der modernen Forschungsergebnisse drei Abarten unterscheidet: *sativa, indica* und *ruderalis*). „Trotz seiner langen Geschichte als Hauptrauschmittel des Menschen und seiner Verwendung bei unzähligen Völkern verschiedener Kulturen", bemerken Evans Schultes und Albert Hofman, „nicht zu vergessen, des großen wirtschaftlichen Wertes von *Cannabis* als Nutzpflanze, ist es noch immer mehr durch unser Unwissen in der Botanik als durch unsere Erkenntnisse charakterisiert."

Lebenszyklus. Diese erstaunliche Pflanze neigt zur Widerstandsfähigkeit gegen fast jeglichen Krankheitsbefall – und so verläßt sie sich zur Besamung auch nicht auf Insekten. Stattdessen ist *Cannabis* seinen eigenen Weg gegangen und taucht sowohl männlich wie weiblich als auch hermaphroditisch, als Zwitter, auf. In der freien Natur wächst *Cannabis* normalerweise zur Hälfte als weibliche Pflanze. Doch je nach Wachstumsbedingungen kann das Verhältnis sich bis zu 9 : 1 verändern – je mehr Licht die Pflanze beispielsweise bekommt, desto mehr weibliche bringt sie hervor. Allgemein kann man sagen, daß ungünstige Wachstumsbedingungen mehr männliche Pflanzen hervorbringen. Werden die Bedingungen extrem, wächst sie hermaphroditisch mit gesonderten männlichen und weiblichen Trieben, sodaß sie sich selbst befruchten und reproduzieren kann.

Sie bevorzugt lockeren, trockenen, sandigen Boden, der leicht alkalisch ist. Aber außer in Ton- oder überwässerter Erde sprießt sie überall wo auch Disteln oder Löwenzahn wachsen. Ein Einsäen mit der Hand kann zu einer Keimrate von 60-80% führen. Da die Stärke durch ein wenig Sorgfalt beträchtlich gesteigert werden kann, sollte der Samen 1 1/2 bis 2 cm in die Erde gesteckt werden, wobei der spitze Teil nach oben, der abgerundete nach unten zu liegen kommen sollte. Die Pflanze kann auch über Ableger reproduziert werden. Beim Umpflanzen sollte sowohl die Pflanze als auch die Erde in der Nacht zuvor gegossen werden. Die Beschaffenheit des neuen Nährbodens sollte der des vorigen möglichst gleichen. Das Umpflanzen sollte an einem wolkigen Tag, bei Nieselregen oder am späten Nachmittag erfolgen – da Helligkeit und Sonnenwärme die Pflanze schocken können, was ihre weitere Entwicklung beeinträchtigt.

Wird sie dicht gepflanzt, neigt sie zur gesteigerten Ausbildung ihrer Fasern und zu gestrecktem Wuchs. Im Verhältnis zum Mark von Baumschößlingen produziert *Cannabis* rund viermal so viel Nutzfasern pro Morgen. Zur Steigerung ihrer Harzproduktion ist es am besten, die Stecklinge in ei-

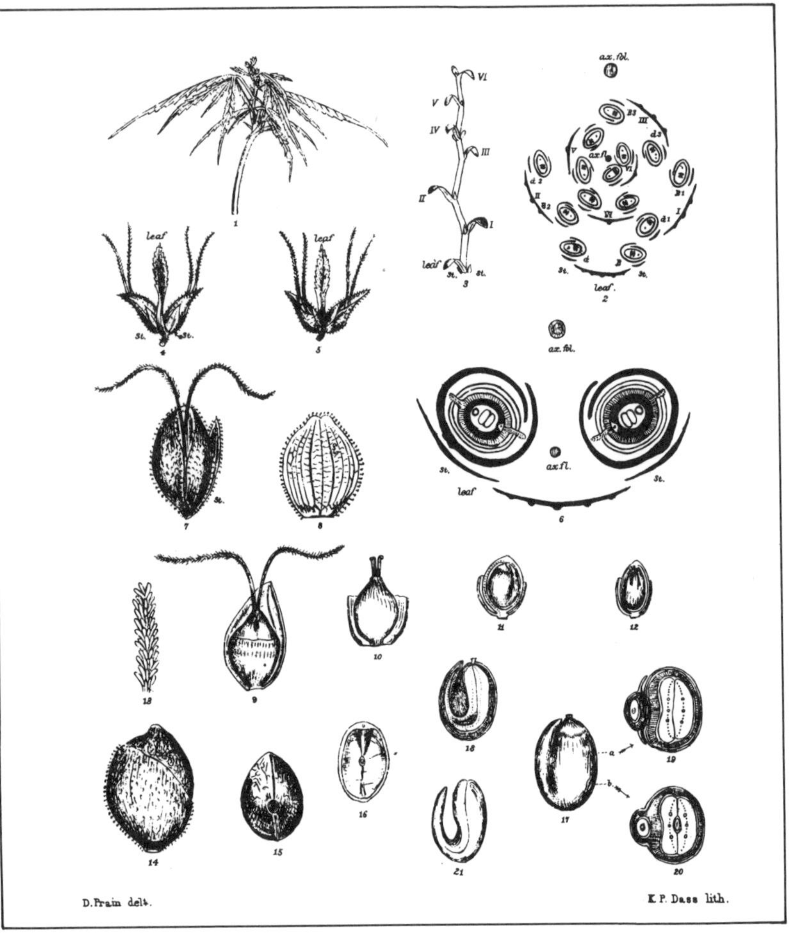

Morphologie der weiblichen Cannabis sativa-Pflanze

nem Abstand von wenigstens 30 cm auszupflanzen. Durch das Anreichern des Bodens mit Humus oder anderen Nitratlieferanten und bei ausreichender Licht- und Wasserzufuhr läßt sich der Ertrag schon auf 8 bis 9 Tonnen harzhaltiger Blüten pro Morgen bringen – das ist rund ein Kilogramm pro Quadratmeter – oder genug für rund 15 Millionen Joints.

In der nördlichen Hemisphäre wird der Samen am besten im April oder Mai gepflanzt. Die männliche Pflanze reift in zehn bis zwölf Wochen heran, wobei sie von verschiedenen Umständen abhängig bleibt – so beschleunigen zum Beispiel mehr als sieben Stunden Tageslicht das Wachstum beträchtlich. Die ersten beiden Monate etwa sind beide Geschlechter nicht zu unter-

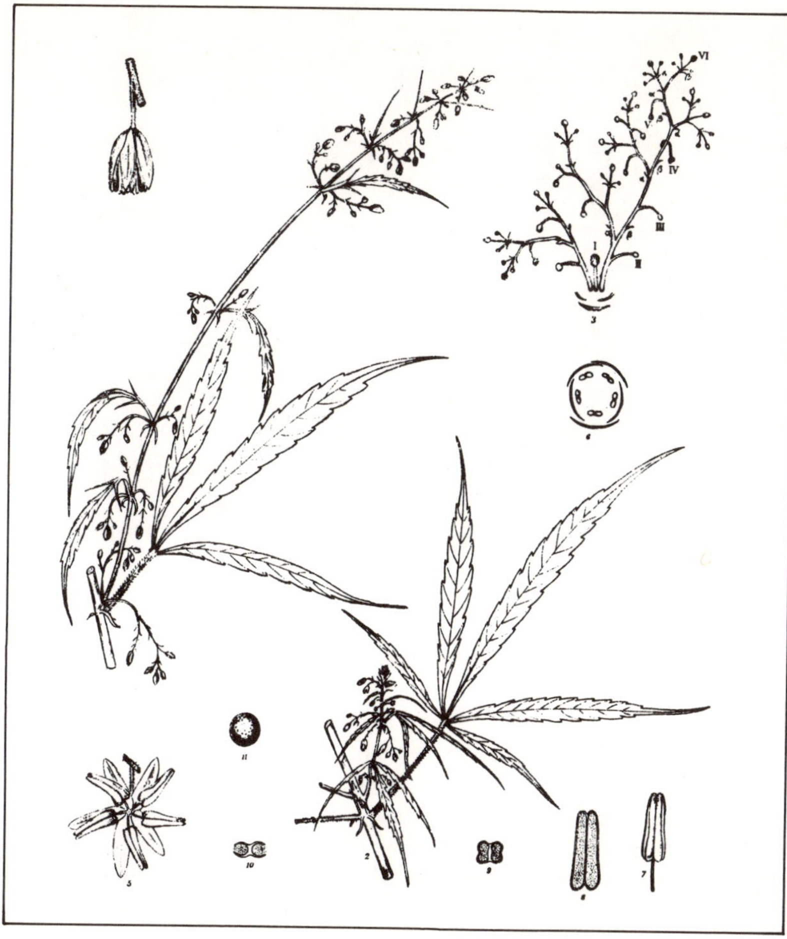

Morphologie der männlichen Cannabis sativa-Pflanze

scheiden, dann neigt die männliche Pflanze zum länglichen Wuchs, die weibliche wird eher buschig und untersetzt. Es kommt vor, daß die weibliche Pflanze fast doppelt so schwer ist wie die männliche, wobei ihre Blätter 20% der Pflanze ausmachen.

Der Lebenslauf der männlichen Pflanze ist ziemlich genau vorherbestimmt. Gegen Sommerende, nach rund drei Monaten, erreicht sie den Tag ihrer Blüte, die sich etwa zwei Stunden vor Sonnenaufgang abzuzeichnen beginnt, wenn sich ihre Härchen aufrichten und die sich entfaltenden Blüten schwellen. Nach circa einer Stunde öffnet sich die erste Blüte – diese nimmt einen exakt bestimmbaren Ort ein – in 2/3 Höhe der Pflanze, nahe am Stiel. Dann

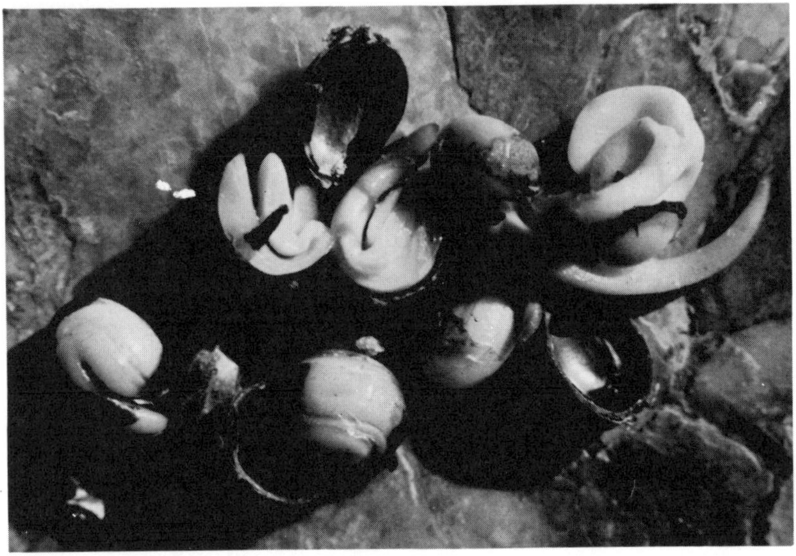

Mel Frank

Marihuanasprößlinge einen Tag nach dem Keimen.

gehen, sich allmählich zu den Extremitäten hin vermehrend, die restlichen Blüten auf. Die letzte ungeöffnete Blüte vollendet dann oben an der Spitze diesen acht- bis zehnstündigen Vorgang. Zu diesem Zeitpunkt steht die männliche Blüte, die ihren Pollen umschlossen gehalten hatte, zitternd am Zweig. Beim ersten Windstoß hat sie nun ihre gesamte Ladung fallengelassen. Das ist für die männliche Blüte offensichtlich der höchste Augenblick. Sie beginnt dann vor Sonnenuntergang ihre Farbe und ihre wachsartige Textur zu verlieren, sie schrumpft allmählich und trocknet während der nächsten Tage von unten nach oben. Die Blätter der männlichen Pflanze sind – entgegen einem seit Jahren kursierenden Gerücht – psychoaktiv und sollten sofort geerntet werden.

Für die weibliche Pflanze kann der Lebenszyklus verschiedene Wege einschlagen, was davon abhängt, ob sie befruchtet wird oder nicht. In der freien Natur erreicht die weibliche Pflanze ihr Reifestadium zusammen mit der männlichen. Am Tag der Besamung bereitet sie sich durch ein Senken der Blätter und ein Vorrecken der Blütenstempel auf die Befruchtung vor. Ist der Pollen aufgenommen, beginnen die Samen bald zu wachsen und werden zehn bis zwei Wochen später reif. Dann fallen sie ab und die Pflanze stirbt. Hält man sie trocken und bei einer Temperatur von unter 40°C, bleiben die Samen jahrelang fruchtbar.

Das ist der gewöhnliche Ablauf, dessen Muster jedoch bei einer Kultivierung erheblich verschieden sein kann. Es gilt als Erfahrungstatsache, daß die

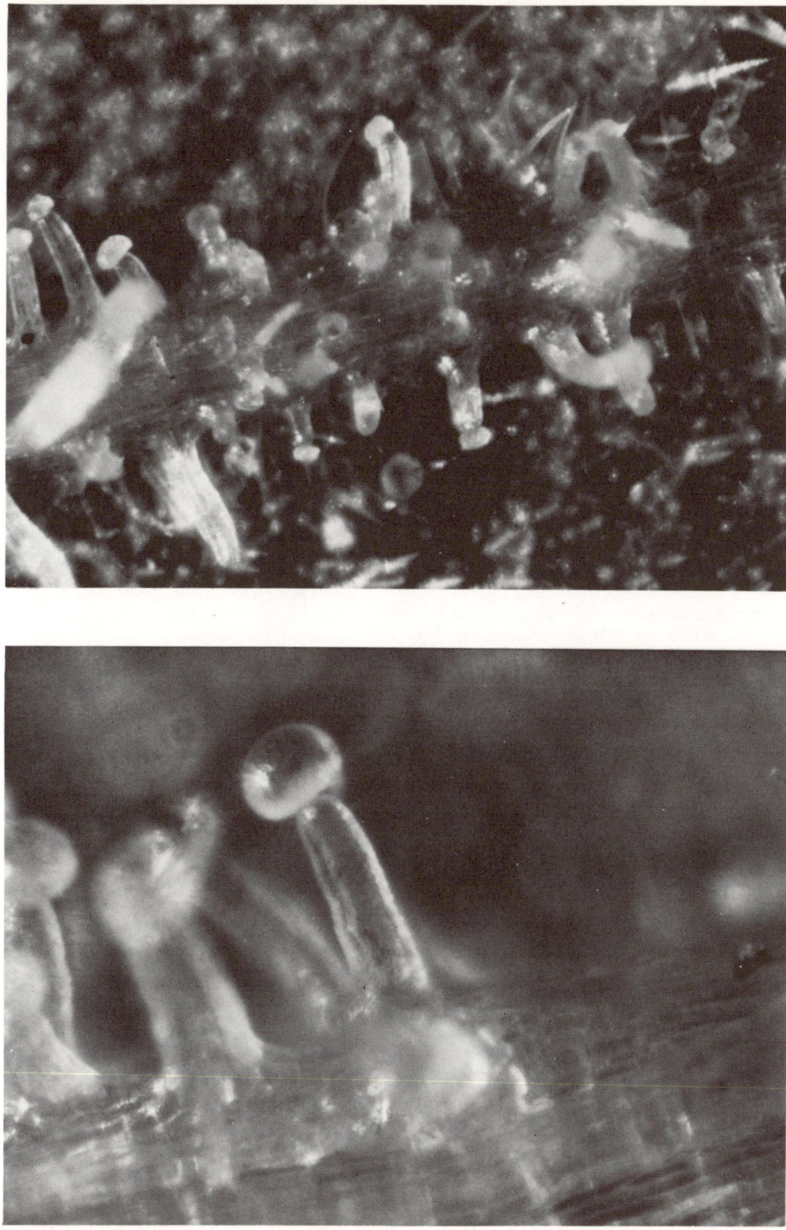

Mel Frank

Optische Vergrößerung der Harzproduktion. – Oben: Oberflächentextur von Marihuana mit Harzdrüsen. Unten: Nahaufnahme des von den Drüsen abgesonderten Harzes.

UNITED STATES DEPARTMENT OF AGRICULTURE

BULLETIN No. 404

Contribution from the Bureau of Plant Industry
WM. A. TAYLOR, Chief

Washington, D. C. PROFESSIONAL PAPER October 14, 1916

HEMP HURDS AS PAPER-MAKING MATERIAL.

By LYSTER H. DEWEY, *Botanist in Charge of Fiber-Plant Investigations*, and JASON L. MERRILL, *Paper-Plant Chemist, Paper-Plant Investigations*.

CONTENTS.

In preparing the report on the manufacture of paper from hemp hurds it became evident that a short discussion of the agricultural aspects of this material should be included in the publication. Such an article was prepared, therefore, and the two reports are here presented together.

THE PRODUCTION AND HANDLING OF HEMP HURDS.

By LYSTER H. DEWEY, *Botanist in Charge of Fiber-Plant Investigations*.

WHAT HEMP HURDS ARE.

The woody inner portion of the hemp stalk, broken into pieces and separated from the fiber in the processes of breaking and scutching, is called hemp hurds. These hurds correspond to shives in flax, but are much coarser and are usually softer in texture.

Pflanze auf das Unterbrechen ihres Zyklus um die Bildung von Samen zu verhindern, so reagiert, daß sie eine größere Menge Harz bis in die Spitzenblütter hochpumpt. Deshalb findet man auch in gewissen Gebieten Indiens traditionell jemanden, der „Ganja-Doktor" genannt wird. Der geht sofort ans Werk, wenn das erstemal die unterschiedlichen Geschlechtsmerkmale sichtbar werden und sortiert sämtliche männliche Pflanzen heraus; nicht weil diese keine psychoaktiven Wirkungen hervorbrächten, sondern um sie als weniger intensive abzusondern und die weibliche Harzproduktion zu steigern.

Was hier anders ist, liegt in dem Umstand, daß nach der Erlangung des Reifestadiums, in dem normalerweise die Befruchtung geschieht, plötzlich viel mehr Harz in die Blätter schießt; besonders wenn noch die unteren Teile der Pflanze weggeschnitten oder gestutzt worden sind. Das ist dann der Höhepunkt der Saison, wenn ansonsten die Ausbildung der Samen erfolgt wäre. Gleich danach verringert sich nämlich wieder der Harzgehalt.

Was wir noch von der langen asiatischen Erfahrung gelernt haben ist, daß die Pflanze bei einer Traumatisierung während dieser Phase noch ergiebiger Harz produziert. Das geschieht so, daß der untere Teil des Cannabis entweder gebogen wird, bis sich dünne Risse im Stamm zeigen oder eingekerbt wird, bis ein Kieselsteinchen in der Wunde Platz findet. In einigen Teilen des Himalaya wird diese Praxis noch weiter getrieben... werden doch dort sogenannte „Marterkörbe" gebaut. Erreicht die Pflanze ein bestimmtes Frühstadium, wird ein Korb um die oberen Teile des Cannabis geflochten, der seine Blätter eng umschließt und die Pflanze ihren ganzen weiteren Lebenslauf hindurch begrenzt. Wie immer man solche Prozeduren empfinden mag, so sollen sie doch die Harzproduktion beträchtlich erhöhen.

Das Knacken des THC-Moleküls. Mehr als ein Jahrhundert lang blieb den zahlreichen Versuchen die psychoaktiven Komponenten des Hanfharzes zu isolieren und zu synthetisieren kein Erfolg beschieden. Erst in den letzten Jahren haben Forscher unter Zuhilfenahme neuer ausgeklügelter Technologien allmählich ein naturwissenschaftliches Verständnis dieser äußerst komplexen und weitläufigen Familie von Molekülen erarbeitet.

Die erste wichtige Entdeckung wurde im Jahre 1895 geleistet, als drei Chemiker aus Cambridge das isolierten, was sich als Elternmolekül der Verkettung herausstellte, das Cannabinol. So stießen sie auf die Skelettstruktur der molekularen Familie. Einer der drei verlor beinahe bei weiteren Experimenten sein Leben, als das Labor in Brand geriet. Bei zwei verschiedenen Explosionen kamen seine beiden Kollegen im Labor um, als sie versuchten, durch Tests tiefer in das Geheimnis der Cannabinole einzudringen. Trotz vieler sich anschließender Bemühungen wurde das Cannabinol erst im Jahre 1932 wieder völlig rein isoliert.

Zu Beginn der Vierziger Jahre unseres Jahrhunderts vermochten Roger Adams und Mitarbeiter von der University of Illinois – im Auftrage des La Guardia-Ausschusses – eine einfachere Methode der Synthetisierung von Cannabinol auszuarbeiten und Cannabinol, den zweiten wichtigen Angehörigen dieser Familie, zu isolieren. Durch dieses Werk und die fast parallel verlaufende Arbeit A.R. Todds wurde klar, daß diese beiden ersten Moleküle kaum psychoaktiv sind und daß der wichtige Wirkstoff tatsächlich von den Tetrahydrocannabinolen (THCs) produziert wird.

Hier nun die Strukturen der beiden Haupt-Tetrahydrocannabinole und des Elternmoleküls, das augenscheinlich in seinen Spitzenverkettungen differenziert:

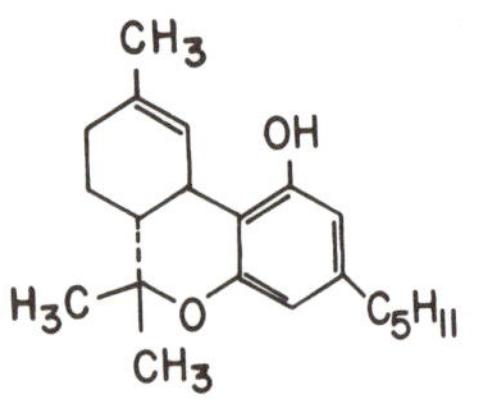

Δ^1-*trans*-
tetrahydrocannabinol

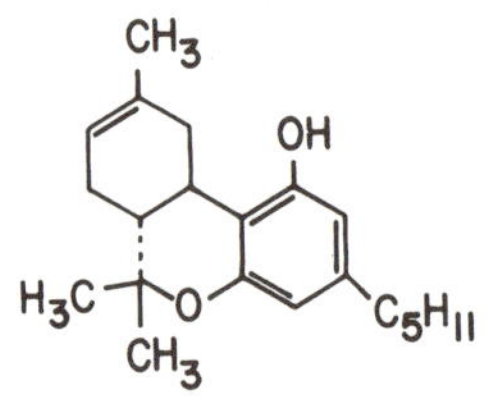

Δ^6-*trans*-
tetrahydrocannabinol

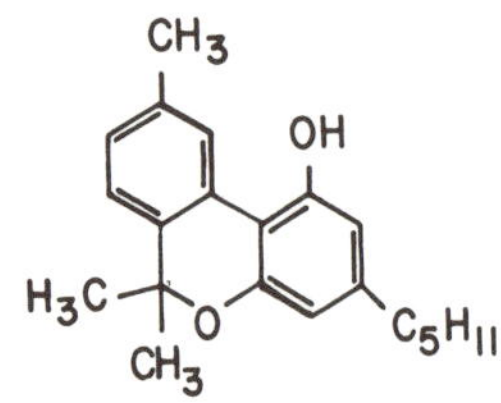

cannabinol

Die beiden ersten Moleküle sind Hauptbestandteile der Einwirkung auf das Bewußtsein. Tatsächlich wird in einem normalen Hanfblatt eine ganze Palette von Cannabinolen hergestellt und nach einer Bemerkung eines Forschers auf diesem Gebiet „...können auch das Cannabinol und sämtliche Reduktionsprodukte seines Toluinrings als Komponenten der Cannabiswirkung angesehen werden". Mit anderen Worten, die Qualität des Marihuana, das jemand raucht, wird durch die in jeder Pflanze jeweilig interagierende Molekularverbindung bestimmt. Die Qualitätsunterschiede werden ähnlich wie beim Wein durch die Einflüsse von Wind und Wetter hervorgerufen.

Der wildwachsende Hanf erscheint allgemein als diploide Pflanze (das bedeutet, daß sie zwei Chromosomensätze pro Zelle aufweist). In einigen Gebieten wie Acapulco, Guerrero, Zacatecas, Thailand, Zihuatenejo, Panama, Nordkorea und so weiter – wo gewisse berühmte Grass-Sorten gedeihen – finden wir die Pflanze polyploid vor (das heißt, sie weist noch mehr Chromosomensätze auf). Diese Eigenschaft kann durch Vererbung übertragen werden... sie zeichnet sich beim Harz durch einen höheren THC-Gehalt aus. Während des 2. Weltkrieges forschte einmal ein Wissenschaftler namens H.E. Warmke nach einer günstigeren Methode zur Verbesserung der Hanffaser und beschäftigte sich in diesem Zusammenhang mit dem Harzgehalt. Er fand heraus, daß die Wirkung von Colchizin, einem toxischen Alkaloid,

PREPARED AT THE

LABORATORY OF TILDEN & CO.,

NEW LEBANON, N. Y.,

AND

98 JOHN STREET, NEW YORK CITY.

1858.

CANNABIS INDICA.

Indian Hemp, Foreign.

The true Cannabis Indica is imported from India. It is cultivated largely in parts of Europe and Asia.

MEDICAL PROPERTIES.

Phrenic, anæsthetic, anti-spasmodic and hypnotic. Unlike opium, it does not constipate the bowels, lessen the appetite, create nausea, produce dryness of the tongue, check pulmonary secretions or produce headache. Used with success in hysteria, chorea, gout, neuralgia, acute and sub-acute rheumatism, tetanus, hydrophobia and the like.

PREPARATIONS.

Fluid Extract....................................Dose, 5 to 10 Drops.
Solid Extract.................................... " 1 to 2 Grains.
Pills..Half and One Grain.

TINCTURE OF CANNABIS INDICA.

Fluid Extract............ ....Half Ounce.
Diluted Alcohol ....Twelve Ounces.
Dose—Half to one dram, and gradually increased in *tetanus* every half hour until the paroxysms cease or catalepsy is induced.

DRAUGHT OF CANNABIS INDICA.

Tincture of Cannabis Indica.................Half Dram.

Eine Werbeanzeige für Cannabis aus der Mitte des 19. Jahrhunderts. Sie stammt von Fitz Hugh Lodlows Connection.

das heutzutage häufig zur Abwandlung pflanzlicher Chromosomen eingesetzt wird, in der Ausbildung nichttoxischer polyploider Pflanzen ab der zweiten Generation lag... und in der Produktion von wirkkräftigerem Harz! Bei Interesse an diesem Thema sollten die umstrittenen Darstellungen in W.D. Drakes *Connoisseur's Handbook of Marijuana* zu Rate gezogen werden.

Warmkes Experimente zeigen, daß durch gewisse Kniffe der Ertrag gesteigert und die psychoaktiven Wirkungen erhöht werden konnten. Seit dieser Zeit häuften sich die Berichte mit Hinweisen auf die guten Möglichkeiten, der steigenden Nachfrage nach Marihuana gerecht zu werden. In Kanada gelang einer unter Regierungskontrolle eingerichteten Teststation die Zucht einer Grassart, die dreimal so stark wie die auf der Straße käufliche war, und ein US-Labor in Mississippi berichtet von einer fünffachen Wirkungssteigerung.

Was ein feines Grass, welches den Kopf hell macht, von einer heavy Sorte unterscheidet, die einen vielleicht gar dumpf und schläfrig werden läßt, ist die Verteilung und die Menge des Cannabinol und der verschiedenen THC-Komponenten. Dies reflektiert sich bis zu gewissem Grade deutlich in der Färbung und dem Geruch der Blätter. Obwohl die Chemiker bislang keine weiteren psychoaktiven oder psychedelischen Moleküle außer den Delta-1 und Delta-9 THC bezeichneten aufgeschlüsselt haben, gelang ihnen bis heute die Synthetisierung von mehr als 80 Cannabinolen, darunter auch einige begrenzt psychoaktive stickstoffhaltige. Es ist gut möglich, daß sie bei ihrer ganzen Bastelei an Molekularverkettungen und so weiter eines Tages rauskriegen, wie die schläfrigmachenden Bestandteile auszuschalten und bestimmte Effekte zu potenzieren sind. Wie die neue Merrit-Zigarette angeblich an die 2 000 bestimmter Tabakkomponenten zur Entfaltung bringt, so könnten über ähnliche analytische Techniken der Fraktometrie im Rahmen verfeinerter Produktion ähnliche Ergebnisse erzielt werden.

Die Aufmerksamkeit konzentriert sich augenblicklich auf die Umwandlung der sogenannten „niedriger-rotierenden" Cannabinolformen in „höher-rotierende". In ziemlich einfachen Prozessen werden THC-Säure und Cannabinol durch langes Kochen in einer Alkohol-Lösung bei gemäßigter Temperatur in THC verwandelt. In Streitschriften wie *Cannabis Alchemy* (Level Press/High Times) und *The Marijuana Consumer's and Dealer's Guide* (Chton Press) werden diese Aufbereitungen detailliert geschildert. Dabei wird die Behauptung aufgestellt, daß sie die Stärke bis aufs sechsfache erhöhen

WIRKUNGEN AUF DEN KÖRPER

Laut dem fünften Jahresbericht des „National Institute on Drug Abuse" vom Februar 1976, der für den Kongreß abgefaßt wurde, probierte mehr als die *Hälfte* aller US-Bürger zwischen 18 und 25 Jahren Anfang 1975 mindestens einmal Marihuana. Etwa zur selben Zeit verkündete Dr. Robert Du Pont, der Chefbeauftragte der Regierung für Fragen des Drogenmißbrauchs, daß Alkohol und Zigaretten weit gesundheitsschädlicher seien als Marihuana. Du Pont sagte weiter, Marihuana „fehle" die tödliche Gefahr von Alkohol und Tabak. Er fügte an, junge Leute griffen wahrscheinlich eher zu Alkohol und Tabak und stiegen dann erst auf Marihuana um als umgekehrt.

Jetzt ist die Tatsache wohl gesichert, daß Marihuana, ziemlich wie LSD, fast überhaupt keine gefährlichen Wirkungen hervorbringt. Anders als die meisten klassischen Euphorika, besitzt es auch keine der üblen Folgeerscheinungen: 1) Es ruft keine Sucht hervor, nicht einmal, wie ein Autor formulierte, „in der entferntesten Zelle". 2) Während es wohl das Kurzzeitgedächtnis beeinträchtigen kann, löscht es keine Erinnerung total aus, wie wir das beim Alkohol finden können. 3) Es produziert eine gewisse Toleranzschwelle, doch kann es fortwährend geraucht werden, ohne daß ein Highsein ausbleibt. 4) Es bewirkt nichts, was dem Kater beim Alkoholgenuß gleichkäme!

Beim Durchlaufen des Körpers werden die Cannabinole zu den meisten Organen transportiert. Im Gehirn dringen sie in die Vorderen und Parietalregionen, wo sie beträchtlich die Produktion von Alpha-Wellen fördern. Es kommt zu einer Erhöhung des Pulsschlags. Seltsamerweise bewirkt Cannabis neben dem bekannten Trockenwerden des Mundes auch das der Augen. Schält man kurz nach dem Rauchen eine Zwiebel, unterbleibt zumeist der Tränenfluß. Im Gegensatz zur verbreiteten Behauptung erweitern sich die Pupillen nicht, so daß als die bemerkenswertesten körperlichen Auswirkungen verbleiben: a) Trockenheit des Mundes und b) Rötung der Augen.

In jüngerer Zeit haben medizinische Reporte dem längeren Marihuana-Gebrauch mehrere widrige Effekte zugeschrieben – darunter befänden sich Störung der basalen Zellenfunktion, hormonales Ungleichgewicht (das angeblich zur Vergrößerung der Brustdüsen bei Männern führt), Einwirkung auf die Antikörper-Bildung bei Infektionen und Beeinträchtigung der Spermaproduktion. Wie der letzte US-Bericht für den Kongreß feststellt, bleiben all diese behaupteten Gefährdungen unbewiesen und sind auch nicht ein zweites Mal öffentlich vertreten worden. (Für eine vervollständigte Information vgl. Norman Zinberg, „The War Over Marijuana", *Psychology Today,* Dezember 1976).

In der Februarausgabe 1976 der *Analytical Chemistry* steht ein Bericht, in dem zwei Forscher in England – nach dem „Rauchen" von 2 000 mexikanischen Joints in einer „Rauchmaschine" – die Meinung kundtun, Hanf könnte Krebs erregen. (In diesem Zusammenhang sollte angefügt werden, daß Hanfpräparate traditionell gegen Asthmaleiden verschrieben wurden). Als solche Ansichten und die bezüglich der Chromosomenschädigung vor einiger Zeit aufkamen, befragte ich in England Steve Abrams, den Präsidenten von SOMA, nach diesen Anschuldigungen, und hier ist seine Antwort:

> Wie du weißt, ist die Chromosomen-Sache bei Acid fallengelassen worden und ich habe dann die Studien über Pot und Chromosomen verfolgt, ohne daß ich auf irgendeinen gefährdenden Zusammenhang gestoßen wäre. Ich sprach mit Ärzten, Spezialisten auf dem Gebiet der

Teratologie, der Lehre von den Mißbildungen, und was überhaupt nicht richtig gewürdigt wird, das sind die praktischen Arbeitsprobleme auf diesem Feld. Chromosomen zerfallen beispielsweise einfach so aus keinem ersichtlichen Grund und dann muß man Vergleiche anstellen – es bedarf angemessener Kontrolltechniken, die zumindest in den früheren Studien nicht zur Verfügung standen. Darüberhinaus kreisen weitere Probleme um die Tatsache, daß bei Tests verwendete Lösungen eher zu Chromosomenschäden führen als irgendeine Substanz, die man in Pot ausfindig machen könnte...

In dieser BBC-Sendung vor ein paar Wochen haben ziemliche Kapazitäten klar gesagt, daß kein Fall derartiger Schädigungen bekannt geworden wäre...

1975 erschien die „erste intensive, fachübergreifende Studie über Marihuana-Gebrauch und -Gebraucher, der *Ganga in Jamaica*-Report, der vom Center for Studies of Narcotic and Drug Abuse, NIMH, in Auftrag gegeben worden war. Die Schlußfolgerung lautete so:

> Es gibt wenig Verbindung zwischen dem Genuß von *ganga* und Kriminalität, außer eben daß der Besitz und der Anbau von *ganga* rechtstechnisch kriminelle Akte sind. Es fand sich keinerlei Hinweis auf organische Hirnschädigung oder Chromosomenschäden bei den Testpersonen und keinerlei klinisch (psychiatrisch, psychologisch oder medizinisch) relevanter Unterschied zwischen Rauchern und den Kontrollpersonen...

Der einzige interessante Fund auf dem Gebiet der Medizin, schreibt Raymond Philip Shafer, Präsident unserer National Commission on Marijuana und Drug Abuse, war der „Nachweis einer funktionalen Hypoxie (Sauerstoffmangel) bei starkem, chronischen Langzeit-Rauchen sehr großer Mengen (bei den Rastafaris etwa, den Anhängern der Jamaikanischen „Kraut"-Raucher-Religion, die bis zu einem Pfund Grass pro Woche verputzen, das mit Tabak vermengt wird), zu denen sich noch ein starker Zigarettenkonsum gesellt. Ergiebiger ist die zusätzliche Information, welche dem Vorspann der Ausgabe von 1976 entnommen ist:

> ... die relativ günstigen Forschungsergebnisse des Jamaika-Projekts sind allgemein ziemlich wohlwollend aufgenommen worden. Dennoch stellten manche die Tragweite der psychologischen und neurologischen Resultate in Frage und lehnten die wissenschaftlichen Funde als nur für Jamaika gültige ab. In dem seit der Erstveröffentlichung der Studie verstrichenen Jahr halfen die Ergebnisse einer Anzahl, strengsten Anforderungen genügenden, vielschichtigen Untersuchungen anderer Forschungsteams über den Cannabisgebrauch in anderen Ländern bei der endgültigen Entkräftung solcher Behauptungen. Darüberhinaus ha-

ben sie die Hauptresultate des Jamaika-Projekts und die kulturübergreifende Anwendbarkeit dieser Schlußfolgerungen gründlich untermauert. Hier werden lediglich wissenschaftlich relevante Ergebnisse dieser Studien zusammengefaßt.

Unter der Schirmherrschaft der University of Florida wurde eine medizinisch-anthropologische Untersuchung von städtischen, zur Arbeiterklasse zählenden, chronischen Cannabis-Rauchern in Costa Rica durchgeführt... Selbst nach ausgedehnten medizinischen Testreihen konnte kein Beweis einer pathologischen Anomalität erbracht werden. Die psychologischen Tests und die Überprüfungen der Gehirnfunktion zeigten an, daß „chronischer Marihuana-Gebrauch nicht mit einer dauernden oder irreversiblen Beeinträchtigung der höheren Gehirnfunktionen oder der Intelligenz verknüpft ist." Das Costa-Rica-Projekt schloß auch eine Untersuchung des Testosteron-Spiegels und der Immunologie im Hinblick auf den Cannabisgebrauch ein, was in der Jamaika-Studie unterblieben war. Es wurde kein Zusammenhang zwischen Marihuana-Genuß und Testosteron-Niveaus aufgefunden, sowie keine Anzeichen für eine Beeinträchtigung der Antikörper-Reaktion. Die Studie hob deutlich hervor, daß der Cannabisgebrauch keine schädliche Einwirkung auf die Fähigkeit der Testpersonen hinsichtlich normalen Verhaltens in Freizeit und Beruf nahm. Und es wurde kein Beweis für die Hypothese erbracht, starker Cannabisgebrauch fördere ein „motivationshemmendes Syndrom". Wie in Jamaika wird Marihuana in Costa Rica dazu genutzt, mit den Anforderungen des Alltags fertig zu werden, statt sich von der Gesellschaft zurückzuziehen. Eine weitere mit klinischem Schwerpunkt betriebene, intensive Studie wurde von einem fachübergreifenden Team an der Universität Athen geleitet. Die Resultate dieser Untersuchung an Athener Arbeitern bestätigten alle vergleichbaren Daten sowohl der Ergebnisse von Costa Rica wie der von Jamaika.

Eine umfassendere Studie über das Verhalten betreffende und biologische Begleiterscheinungen chronischen Marihuana-Gebrauchs wurde am McLean-Hospital im Massachusetts geleistet. Auch dieses Forschungsteam fand keinen Beweis dafür, daß chronischer Marihuana-Gebrauch die kognitiven oder neurologischen Funktionen beeinträchtige. Selbst nach starkem Konsum kam es zu keiner Minderung der Motivation für Geld zu arbeiten. Ein weiterer relevanter Fund bestand darin, daß hohe Marihuanadosierungen nicht den Testosteron-Spiegel senkten... Schließlich belegte noch eine Langzeitstudie über die Leistungen von 1 380 UCLA-Studenten, daß keine Anzeichen für eine Gehirnschädigung oder ein Motivationsmangel aufgrund von Marihuanagenuß entdeckt werden konnten. Wie Wissenschaftler berichteten, „hat sich unsere Voraussage schauerlicher Folgen keinesfalls erhärten lassen."

In seinem *Marijuana Reconsidered* (Harvard University Press/Bantam Books) notiert Dr. Lester Grinspoon „die verblüffende Beobachtung, daß in der ganzen langen Geschichte des Hanfs niemals ein wissenschaftlich ernst zu nehmender Fall von tödlicher Überdosierung dokumentiert worden ist. Auch für einen Zellschaden bei irgendeinem Organ gibt es keinerlei stichhaltiges Zeugnis."

Dies sind Beobachtungen, die einer Betonung wert sind, zumal auch toxologische Studien dieses zu den sichersten der bekannteren Rauschmittel zählen. Einer Schätzung nach müßte eine tödliche Dosis bei Einnahme von 7 Pfund Blütenspitzen innerhalb einer Spanne von 24 Stunden erreicht sein. Experimente haben gezeigt, daß es ungefähr der 40 000fachen der in einem Joint enthaltenen THC-Menge bedarf, um eine Maus zu töten.

Resultate von Tieruntersuchungen mögen nicht die Tragweite haben, daß sie auf Menschen angewendet werden könnten. Seit dem 19. Jahrhundert ist jedoch bekannt, daß fleischfressende Tiere – wie Hunde, Katzen, Fische, Schweine und Geier – im Gegensatz zu vegetarischen – etwa Kühe, Pferde, Rotwild, Affen, Ziegen und Schafe – die kaum von diesem molekularen Klaster affiziert werden, schnell und regelmäßig die Wirkungen von Grass offenkundig werden lassen. Der Guinea-Ratte, gewöhnlich eines der sterblichsten Tiere bei Labortests, können kaum solche extremen Negativ-Reaktionen bei THC nachgewiesen werden. Die Menschen gehören augenscheinlich zur fleischverzehrenden Gruppierung, wobei zu beachten ist, daß bei ihnen Vegetarier und Fleischesser größtenteils gleich zu reagieren scheinen. Dies wäre ein näher zu diskutierendes Thema. Freunde haben mir geschrieben, sie hätten ihre vegetarische Ernährung aufgegeben, da sie zu der Ansicht gelangt wären, sie mindere ihre Pot-Highs.

Medizinische Anwendung. Seine ganze Geschichte hindurch wurde der Hanf als Heilkraut geschätzt. Zur Zeit Christi bediente man sich des Wirkstoffs im Harz in Indien wie in China zur Schmerzstillung, Fiebersenkung, der Appetitanregung und bei der Behandlung von Durchfall, Ruhr, Bronchitis, Migräne, Schlaflosigkeit und einer Vielfalt neurologischer Erkrankungen. In den letzten 60 Jahren des 19. Jahrhunderts, als Cannabis Eingang in die westliche Medizin gefunden hatte – den Anstoß hatte O'Shaughnessys Aufsatz gegeben – wurde die wissenschaftliche Literatur um über 100 Beiträge bereichert, welche den Hanf für alle möglichen Heilbehandlungen empfahlen. Hier nun eine 1923 von zwei französischen Ärzten zusammengestellte Liste, welche die Krankheiten, bei denen Cannabis als hilfreich erachtet wurde, in Gruppen unterteilt:

1. Gegen Funktionsstörungen psychischen Ursprungs: Melancholie, Delirium, Hysterie, schmerzhafte Verkrampfung der Gesichtsmuskula-

tur, Delirium tremens, Migräne, Neuralgie, Ischias, Schlaflosigkeit verbunden mit Delirium und Alpträumen, Neurasthenie.
2. Gegen bestimmte Erkrankungen des Urogenital-Trakts: Gonorrhöe, Prostata-Entzündung, Blasenentzündung, Menstruationsstörungen.
3. Gegen Erkrankung der Atemwege: in den Anwendungsformen von Zigaretten, Dampfbädern und Inhalierungen zur Bekämpfung von chronischem Katarrh, das Emphysem, Asthma, Keuchhusten.
4. Gegen schmerzhafte Magen-Darm-Erkrankungen: Krebs, Magengeschwür, Appetitlosigkeit.
5. Gegen gewisse Hautkrankheiten: Ausschlag, Herpesbläschen, chronisches Jucken.
6. Gegen Infektionskrankheiten: Tetanus, Cholera, Pest, Rotlauf, Nesselfieber.

Bei der Behandlung von Migräne wurde die Heilwirkung des Hanf beispielsweise für unübertroffen gehalten. Nun, da die Medizin sich für einen zweiten Anlauf auf das Feld des Cannabis gerüstet hat, vernehmen wir nach und nach neue Stimmen, welche sich über seine nutzbringenden Eigenschaften zu Wort melden. Wie man hört, gilt Cannabis heute als *unerreicht* in der Bekämpfung von Glaukomen – es scheint nicht nur die Augen trocken zu machen, sondern auch den Binnendruck des Augapfels zu verringern.

Was dieses medizinische Faktum für uns alle bedeuten kann, wurde während des Sommers 1976 auf dramatische Weise deutlich. Robert Randall, 28, der halbtags auf einem Gemeindecollege bei Washington, D.C., Rhetorik lehrt, erkämpfte sich das Recht, als erste Person der Vereinigten Staaten vom Bundesdrogengesetz „zum Zwecke medizinischer Anwendung von Marihuana" ausgenommen zu werden. Seine Story und die juristischen wie medizinischen Komplikationen wurden noch vor dem letzten Gerichtsentscheid von Daniel St. Albin Greene in der Wochenendausgabe des *National Observer* vom 24. Juli 1976 geschildert:

> Bob Randall *raucht* Pot – dafür hat er einen Grund: er hat Glaukome. Er erblindet. Und Marihuana ist die einzige Arznei, die in der Lage scheint, seine verbliebene Sehkraft zu bewahren.
>
> Randall sagt ... er brauche vier bis sechs Joints pro Tag zur Kontrolle seines intraokularen Drucks, der ohne Regulierung den Sehnerven einen irreparablen Schaden zufügen kann. Er möchte bei der Regierung erwirken, daß sein Augenarzt ihm Marihuana für die Behandlung daheim verschreibt, so daß er im Bedarfsfall ohne Furcht vor einer Razzia rauchen kann.
>
> Aber Randall kann nicht viel länger warten. Er ist bereits auf dem rechten Auge funktional blind und der Zustand seines linken Auges verschlimmert sich fortwährend.
>
> Der Washingtoner Augenarzt Ben S. Fine sagt: „Es ist offensicht-

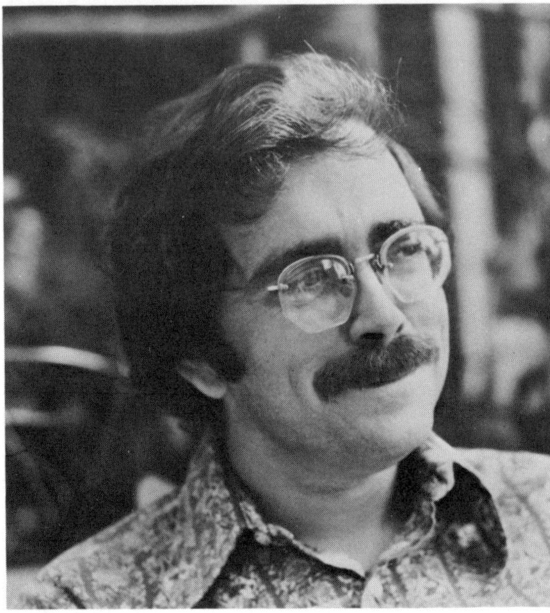

Bob Randall, der 1. legale Hanf-Raucher

lich, daß Mr. Randalls Zustand nicht mehr mit Hilfe konventioneller Medikamente reguliert werden kann. Dieses Versagen einer üblichen medikamentösen Behandlung wird mit der völligen Erblindung Mr. Randalls enden, sofern keine anderweitige medikamentöse Therapie gefunden wird oder ein operativer Eingriff erfolgt..."

Operative Eingriffe zur Kontrolle des Binnendrucks im Augapfel sind nicht immer erfolgreich, sie können den Zustand eher verschlimmern als stabilisieren, in manchen Fällen gar die verbliebenen Regionen aktiven, gesunden Sehens schädigen...

Randall probierte alle konventionellen Medikamente zur Regulierung seines Augendrucks. Einige halfen eine Zeitlang, ließen dann aber in ihrer Effektivität nach. Unterdessen war der Augenarzt verblüfft wegen der enormen Schwankungen bei den Ergebnissen der Augendruck-Tests. Doch Randall konnte es nicht über sich bringen, sein Geheimnis zu lüften.

Schließlich erklärte er jedoch: „Seit 1968 hatte ich bemerkt, daß das Marihuanarauchen meine Augenprobleme minderte. Aber ich hielt das nur für ein wohltuendes Nebenprodukt des Entspannungsgefühls. Jedesmal wenn ich die Symptome wieder verspürte, rauchte ich einen Joint und innerhalb von 30 Minuten waren sie verschwunden. Und immer, wenn ich ohne Dope war und keinen Nachschub auftreiben konnte, trat erneut die intensive Symptombildung auf..."

Vergangenen Winter unterzog sich Randall zehntägigen Tests an der UCLA. Sein Augendruck wurde nach jeder Verabreichung der konventionellen Glaukom-Medikamente gemessen. Dann wurden die Werte mit denen verglichen, die sich nach dem Rauchen von „selbstgezogenem" Regierungs-Marihuana einstellten.

Im Februar sagte der bei der UCLS arbeitende Dr. Robert S. Hepler in einem offiziellen Bulletin: „...wir fanden heraus, daß sein Augendruck bald nach dem Erwachen anstieg und den größten Teil des Tages hindurch über den Normalwerten lag und am späten Abend besonders stark anstieg... Die druckmindernden Wirkungen von Marihuana in Verbindung mit Rezeptpräparaten näherten die Augendruck-Niveaus an die Normalwerte an... Wie es scheint, hat er vom Marihuana-Gebrauch in der Vergangenheit profitiert und könnte durch ein Programm regulierten Gebrauchs in der Zukunft bedeutende gesundheitliche Fortschritte machen. Marihuana stellt ihm in Verbindung mit konventionellen Präparaten eine Kontrollmöglichkeit über den Binnendruck seiner Augen zur Verfügung, was anderen Medikamenten allein nicht gelingen würde.

Randalls Klage bringt die Regierung in eine Zwickmühle: Entweder bleibt sie am Gesetz kleben und riskiert Randalls Erblinden trotz seines Wunsches nach einer Droge, die ohnehin Millionen illegal nehmen. Oder sie macht in seinem Fall eine Ausnahme, rettet womöglich dadurch sein Augenlicht und läuft gleichzeitig Gefahr, einen Präzedenzfall zu schaffen, der eine Flut von Forderungen nach einer ähnlichen Gesetzesanwendung bei Leuten auslösen könnte, die an anderen Krankheiten litten...

Unterdessen übt Randall sich in Geduld, sinniert über die Ironie in der ganzen Sache und liest soviel er kann, solange er noch kann. Manchmal, sagt er, fühlt er den Druck in seinen Augen.

„Das ganze Problem liegt darin," fügt er an, „in Leuten Verständnis zu erwecken, ohne daß man einerseits zu einer bedauernswerten Figur oder andererseits zu einem Helden hochstilisiert wird. Ich bin keins von beiden. Ich bin einfach ein menschliches Wesen, das sich in diese verrückte Situation versetzt findet, die durch ein verqueres Gesetz verursacht wird."

Andere Berichte jüngeren Datums weisen auf, daß THC „weit effektiver *als jede andere Droge* bei der Entlastung von Brechreiz und Übelkeit hilft, die tausende von in chemotherapeutischer Behandlung stehenden Krebspatienten quälen." (Hervorhebung vom Verf.)

Etwa 1/3 der chemotherapeutisch behandelten Krebspatienten leiden an leichten bis extremen Übelkeits- und Brechreizsymptomen. Rund 90% von ihnen finden keine Linderung der Brechgefühle bei konventionellen Präparaten. Nach Untersuchungsergebnissen an 22 Patienten, so berichtete das

New England Journal of Medicine, „resultierte eine Marihuana-Drogenbehandlung in einer wenigstens 50%igen Reduktion der Brech- und Übelkeitsanfälle". In fünf Fällen litten die Patienten nach abgeschlossener Therapie überhaupt nicht mehr an Übelkeit. Eine Kontrollstudie auf der Grundlage der Arbeiten am Sidney Farber Cancer Center zeigte keinerlei Minderung der Übelkeits- und Brechanfälle auf, wenn Scheinpräparate verabreicht wurden. Demgegenüber neigten Krebspatienten im Endstadium nach der Einnahme von synthetischem THC am Medical College of Virginia sowohl zu a) Entspannung und emotionaler Stabilität, sie waren weniger depressiv und frustriert, als auch b) zur Gewichtzunahme (normalerweise tendieren Krebspatienten zum Leichter- und Schwächerwerden). Dr. Stephen E. Sallam, der Chef des Teams, das am Sidney Farber Center in Boston THC erforscht, faßte weitere Unterschiede zusammen, die im *National Enquire* gedruckt wurden:

> Bis zur Verabreichung von THC erwarteten die chemotherapeutisch behandelten Patienten nichts als Stunden und sogar Tage voll Übelkeit und Elend. THC hat das alles verändert. Es ermöglichte den Patienten im Rahmen der Kur, ein normales Leben zu führen. Es lockerte auch ihre Furcht vor der Cheomotherapie auf, die sie – vor ihrer Einnahme von THC – krank und elend gemacht hatte.
>
> Er sagte, die einzige Nebenwirkung des THC wäre, daß ein Patient ein Gefühl von „Highsein" bekommt, das dem nach dem Rauchen von Marihuana gleichkommt...

Bei einigen der Anwendungsarten könnte man meinen, die Wirkung liege im geistigen Bereich. Im Hinblick auf den Schmerz zum Beispiel scheint es die Wahrnehmung so zu verändern, daß er wie etwas ganz Entferntes, ziemlich Uninteressantes erfahren wird. „Wie der Schmerz in einem empfindsamen Ohr immer geringer wird, wenn eine geschlagene Trommel stetig weiter aus dem Hörfeld herausgetragen wird", formuliert ein Naturwissenschaftler

Hasheesh Candy.—THE ARABIAN "GUNJE" OF ENCHANTMENT confectionized.—A most pleasurable and harmless stimulant.—Cures Nervousness, Weakness, Melancholy, &c. Inspires all classes with new life and energy. A complete mental and physical invigorator. Send for circular. Beware of imitations. 25 cents and $1 per box. Imported only by the
GUNJAH WALLAH CO., 476 Broadway, N. Y.

aus dem vergangenen Jahrhundert. Das wird auch sofort deutlich, wenn THC während der Geburtswehen verabreicht und ein jämmerlich weinendes Baby dadurch beruhigt wird, daß man es mit Hanfrauch anbläst. Doch ist die seelisch anästhetisierende Aktivität klarerweise nur ein Aspekt der ganzen Geschichte. Unter anderem können Hanfpräparate auch antibakterielle Wirkungen entfalten (siehe dazu *Marihuana: Medical Papers* und den Bericht in Drakes *Cultivator's Handbook* über die Fähigkeit zur Neutralisierung von *Staphylokokken-Arten,* darunter auch solchen, die gegen Penicillin und andere Antibiotika resistent sind).

WIRKUNGEN AUF DAS BEWUSSTSEIN

Was sollte man außer dem hier von der Cannabis-Erfahrung Ausgesagten hinaus an grundlegenden Momenten betonen? Was ist nach dem Verarbeiten von Millionen von Worten und tausender, irgendwo aufgezeichneten Erfahrungen noch festzuhalten?

Nun, da wäre einmal die *Subtilität* dieser Droge. Von allen in diesem Buch beleuchteten Substanzen ist Marihuana die Kniffligste. Einige bezweifeln, ob sie überhaupt ein Psychedelikum ist, und Erstraucher können häufig überhaupt keine Wirkung feststellen. Ich bin ein Beispiel für jemanden, der den Stoff eines Sommers schon eine ganze Weile geraucht hatte, ohne je „drauf abzufahren". Das kommt sehr häufig vor. *Die Unfähigkeit, diese Droge unvorbereitet zu erleben,* das war ein wichtiges Ergebnis der von vielen als erste „wissenschaftliche" Marihuana-Untersuchung angesehenen Studie von Weil, Zinberg und Nelson (Boston, 1968). Bei gleicher Quantität der Droge entdeckten regelmäßige Konsumenten, daß sie high wurden, während Nichtkonsumenten keine Veränderung registrierten. Die Forscher fragen sich, ob dieser Unterschied daraus hervorgeht, daß die ersteren gelernt haben, die Wirkungen zu schätzen oder ob er etwa auf physiologischen Umwandlungen beruht. Natürlich sind das nicht die einzigen Alternativen.

„Man kann die Leute sagen hören, keiner würde je beim erstenmal stoned", schrieb Bill Burroughs Jr. in seiner Schilderung der Vorgänge, nachdem er „das erstemal aus einem Ton-Krug mit selbstgemachtem *majoun* genascht" und auch ein paar schmackhafte kleine Haschischplätzchen probiert hatte. Das spielte sich während seines ersten Besuchs bei seinem Vater in Tanger ab, Bill war damals im zarten Alter von 14:

> Ich war aber so weit weg, daß ich mich gar nicht mehr an das Einsetzen der Wirkung erinnern konnte. Nur Visionen waren da, vom gesamten Verlauf der Menschheitsgeschichte, von den Affenmenschen, die über die unwirtlichen Ebenen stampften bis hin zur Heiligen Jungfrau und dann das Eintauchen in den Abgrund des technischen Zeitalters. Nach 2 Millionen Jahren rüttelte Ian mich sanft und sagte, er würde gern schlafen gehen...

Die Stärke der Droge. In Indien werden gewöhnlich drei verschiedene Stärkegrade des Hanfharzes unterschieden – *bhang, ganja* und *charas*. Sie entsprechen: dem unteren Blattwerk, den Spitzenblättern und dem Besten vom Harz. Das meiste des in den USA gerauchten Cannabis gehört zur ersten Sorte, dem unteren Blattbestand – der Rest kostet ein Heidengeld. Der Stoff des *bhang*-Typs ist hier bei uns 1/10 so stark wie *charas*, das auch als Haschisch bekannt ist.

Was bei niedrigeren Konzentrationsgraden geschieht, ist auf tausendfache Art interessant, sollte jedoch nicht mit den satten „psychedelischen" Wirkungen durcheinandergeworfen werden, die ein bißchen „Haschisch" oder „Haschöl" auslösen. Beim Essen ist die Wirkung bis zu etwa zwei Gramm gängigen Marihuanas (1/14 Unze oder rund 2 Eßlöffel) minimal. Dann aber ist die Erfahrung stärker und länger (normalerweise vier bis acht Stunden, im Vergleich dazu: beim Rauchen sind es 1/2 bis 3 Stunden). Da THC-Säure und ein Großteil des *Delta 6*-Transisomers bei Hitzezufuhr oder Verbrennung in die *Delta 1*-Form umgewandelt wird, sind die Wirkungen beim Rauchen und Essen so augenscheinlich verschieden.

Die Droge ist außergewöhnlich synthetisch – das bedeutet, sie verträgt sich gut mit anderen Drogen – obwohl Berichte über die Unverträglichkeit mit Alkohol vorliegen. „Trinken und Potrauchen", verkündete Gilbert Shelton in einem der Furry Freak Brother-Strips, „ist wie gegen den Wind gepißt." Andererseits neigen User von stärkeren Psychedelika auch zu einem stärkeren Ansprechen bei Pot. Ein ungeklärtes Charakteristikum liegt darin, daß das Einnehmen verschiedener Sorten aus verschiedenen Gebieten die Toleranzschwelle um ein Geringes anhebt. als wenn jemand ständig dasselbe Grass nimmt. Eine mit der Zeit auftretende Minderung der Wirkkraft tritt dann auf, wenn das Grass Licht (hauptsächlich) und Luft ausgesetzt wird.

Die Tart-Studie. Die zur Zeit wahrscheinlich als wichtigste angesehene Studie über das, was man die „typischen" Pot-Erfahrungen nennen kann, wurde von Dr. Charles Tart in seinem Buch *On Being Stoned* (Science and Behaviour Books) angestellt. Tart führte seine Forschungen über die einfache Methode, überall an verschiedenen Orten Fragebögen auszulegen, in denen darum gebeten wurde, sie anonym auszufüllen und an ihn zu senden. Sein Buch liefert eine Wertung der ersten 150 kompletten Fragebögen, die seinen Gültigkeitstest bestanden hatten (eine Konsistenz von 14 Schlüssel-Items bei 220) und nach seiner Schätzung eine Pot-Erfahrung von annähernd 421 Jahren umfaßte, was etwa 37 000 Joints entspricht.

Tarts Studie bekräftigt, daß die Droge bei relativer Gewöhnung keinesfalls auch nur annähernd die von der klassischen Literatur über den Hanfrausch behaupteten bizarren und disorientierten Reaktionen hervorruft. Er schlußfolgerte, daß es bei dieser Droge ganz bestimmte Tendenzen gibt, die er unter die Kategorien einer Art „Phänomenologie des Marihuana" ordnete. Für eine solche liefert er detaillierteste Untersuchungen. Seine Erkenntnisse können in einer Aufstellung verzeichnet werden, welche die charakteristischen Erlebnisse im Gegensatz zu den seltenen präsentiert:

CHARAKTERISTISCHE ERFAHRUNGEN

Muster, Bedeutsames, in vieldeutigem Material
Bildliche Vorstellungswelt lebhafter
    Größere räumliche Aufspaltung von Schallquellen
    Verstehen Liedtexte besser
    Hören subtilere Klangwechsel
Neue Geschmacksqualitäten
Freude am Essen und esse sehr viel
    Mehr im Hier und Jetzt
    Zeit verrinnt langsamer
    Die Entfernung wandelt sich beim Gehen
Sexueller Orgasmus hat neue, genußvolle Dimensionen
Neue Qualitäten für den Tastsinn
Bewegungen außergewöhnlich sacht
Werde körperlich entspannt, möchte mich nicht rühren
Die Berührung aufregender
    Vergesse den Beginn der Unterhaltung
    Einblicken in andere
    Feinsinnigerer Humor
    Gewöhnliche Gesellschaftsspiele schwer zu spielen
    Weniger lärmend als bei Trunkenheit
    Vergesse oft eine Aufgabe zu Ende zu führen
    Leicht ablenkbar
Spontaner Einblick ins Ich
Fällt schwerer zu lesen
Schätze subtilen Humor
Akzeptiere Widerspruch leichter
    Fühle mich fast unverändert gut, wenn stoned
Weniger Bedürfnis nach Kontrollgefühl über die Dinge
    Kindhafter, offener für Erfahrung, voller Staunen
Fällt leicht, zur Schlafenszeit zu Bett zu gehen.

SELTENE ERFAHRUNGEN

Oberflächliche Qualität der Welt
Farben werden trüber
    Die Klänge verzerrt
Vorahnungen

Sichtbare Welt oberflächlich
    Fühle mich von einer feindlichen Kraft besessen
    Spüre *Chakra*-Zentren
    Führe magische Operationen aus
    Fühle mich von einer guten Kraft besessen
    Fühle Energie in meiner Wirbelsäule
Erbrechen
Fühle Übelkeit, Stumpfheit
    Mache unsoziale Sachen
    Leute scheinen tot, wie Roboter
Weniger Bedürfnis nach Sex
    Déjà vu
    Längerdauernde Leerphasen
Fast unabänderliches Schlechtfühlen, wenn stoned
Körperteile bewegen sich von selbst
Besorgnis, die Kontrolle zu verlieren
Füge anderen Leuten Leid zu
    Zittern in den Händen
    Kaum Schlaf, ruhelos.

Sex und Gewalt. Unter Dr. Tarts Beiträgen befinden sich Daten, welche wohl endgültig mit den schmutzigen Lügenmärchen aufräumen werden, welche die Anslingerbrigade über Marihuana genährt hatte. Zum Beispiel, daß es zu sexueller und anderer Gewalttätigkeit führe. „Der Verlust der Selbstkontrolle bis zu dem Punkt antisozialer Handlungen" wird von der Tart-Studie als die *seltenste* aller Marihuana-Wirkungen eingestuft, welche die Untersuchung auflistet. Dies stimmt mit dem überein, was in mehreren NIMH (National Institute of Mental Health)-Studien herausgefunden worden ist. Eine der sorgfältigsten NIMH-Studien, der *Blumer Report*, belegte tatsächlich, daß die Anwendung der Droge sogar die Gewalttätigkeit jugendlicher Straftäter in Oakland *senkte.*

Was Sex anbelangt, so fragt Barbara Lewis in ihrem Report über das Intimleben von Marihuana-Gebrauchern: „Ist sexuelle Kraft eine wilde Pflanze?" Ihren Resultaten schickt sie folgende Zusammenfassung voraus:

> Welches wissenschaftliche Projekt über Marihuana und Sex man auch zur Hand nehmen mag, alle stützen sie das, was ich aus meinen Interviews erfuhr. In einer Studie über 21 Männer und 11 Frauen, die mehr als zehnmal pro Tag Pot geraucht hatten und nach dem Grund für ihren fortgesetzten Konsum gefragt wurden, antworteten 73%, sie rauchten, um „den sexuellen Genuß zu steigern...". Die Untersuchung „The Marijuana Problem: An Overview" wurde 1968 im amerikani-

REPORT OF THE STATE NARCOTIC COMMITTEE

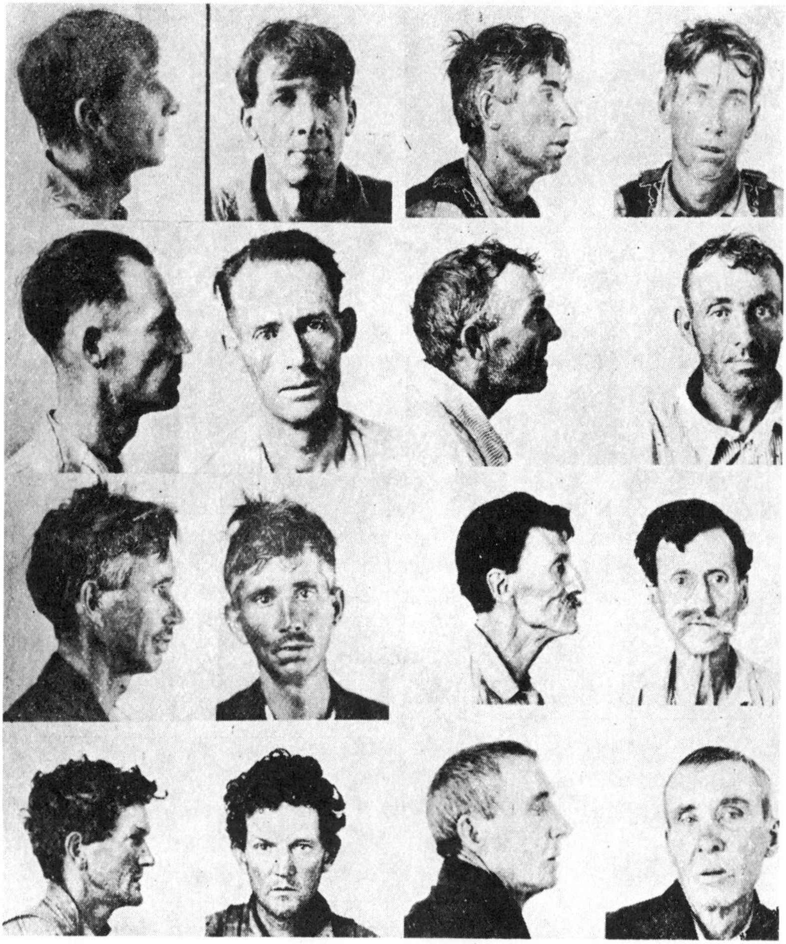

Typical drug addicts.

schen *Journal of Psychiatry* veröffentlicht. Als Co-Autoren schrieben Dr. William H. McGlothlin, ein Forschungspsychologe an der Universität of California in Los Angeles und Dr. Louis Jolyon West, der nun Präsident am Fachbereich Psychiatrie derselben Institution ist.

Dr. West gehörte zu den fünfunddreißig Psychiatern, Psychologen, Physikern, Soziologen und Pharmakologie-Forschern, mit denen ich gesprochen habe. Er hatte über Jahre Kontakt zu hunderten von Marihuanarauchern. Er äußerte Besorgnis über einige der Wirkungen der Droge auf manche Menschen. Aber er gestand ein, daß die anhaltende Kontroverse über die Frage, ob Pot im technischen Sinne ein „Aphrodisiakum" wäre, den meisten Konsumenten unwichtig ist.

„Im wirklichen Leben und unter wirklichen Menschen", sagte er, „ist es eine Tatsache, gilt das Wort, gibt es die Überzeugung, die Erwartung und das Resultat, daß Marihuana die sexuelle Aktivität steigert."

Ich erhielt darüberhinaus die gewichtige Zustimmung Dr. Erich Goodes, Assistenzprofessor für Soziologie an der Staatsuniversität von New York in Stony Brook, Long Island, dessen Felduntersuchung an 200 Potrauchern vom National Institute of Mental Health gefördert wurde. 1967 reichte er einen zwölfseitigen Fragebogen an 200 New Yorker Marihuanaraucher aus der Mittelschicht weiter. Die Fragen bezogen sich auf jeden Aspekt der Marihuanaerfahrung, einschließlich der sexuellen Reaktionen. Das Durchschnittsalter der Befragten lag bei 23 Jahren.

Eine sehr wesentliche Mehrheit (68%) dieser User berichtete, daß Marihuana deutlich ihre Sexualität intensiviere. Noch interessanter ist, daß 50% der Frauen und 39% der Männer enthüllten, daß es tatsächlich ihr Initialinteresse errege, ihre sexuelle Begierde zuspitze und das – um es noch mal zu sagen – nur bei einem sexuell begehrenswerten Partner. Wurde mit jemandem geraucht, gegen den Antipathien im Spiel waren, dann betonte ihrer Aussage zufolge Marihuana dieses Gefühl der Ablehnung. Der Gedanke an Sex wurde ihnen dann tatsächlich widerwärtig. „Das ist also anders als beim Alkohol, der oft gegenüber den unangenehmen Aspekten des Partners blind macht", kommentierte Dr. Goode.

Weitere Aspekte des Pot. Vor nicht allzulanger Zeit zeigte mir jemand ein handgedrucktes Büchlein über „Die Gefahren des *Nicht*-Rauchens von Marihuana".

Auf der gesellschaftlichen Ebene seien Gefahren wie z. B. Krieg möglich, während hinsichtlich der persönlichen Ebene behauptet wurde, das *Nicht*-Rauchen ließe dich vergessen, daß du ein Freak bist, bringe dich auf die Gedanken, der Präsident wüßte, was er tut und keiner würde dich lieben, bevor du nicht ein anderer geworden bist. Ken Kesey, der heute wegen der gar nicht seltenen Unreinheit nur widerstrebend eine andere Kopf-Droge empfehlen würde, äußert sich über Pot im Stil eines fast perfekten Werbeslogans:

> Aber gutes altes Grass kann ich empfehlen. Willst du einfach sein, ohne irre zu sein... friedlich, ohne dumm zu sein, interessiert, aber nicht überhastet, glücklich, ohne hysterisch zu sein... dann rauche Grass.

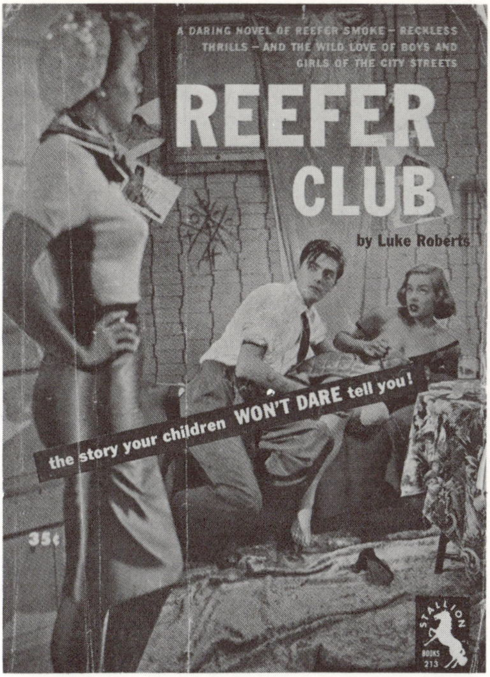
A DARING NOVEL OF REEFER SMOKE — RECKLESS THRILLS — AND THE WILD LOVE OF BOYS AND GIRLS OF THE CITY STREETS
REEFER CLUB
by Luke Roberts
the story your children WON'T DARE tell you!
35¢
STALLION BOOKS 213

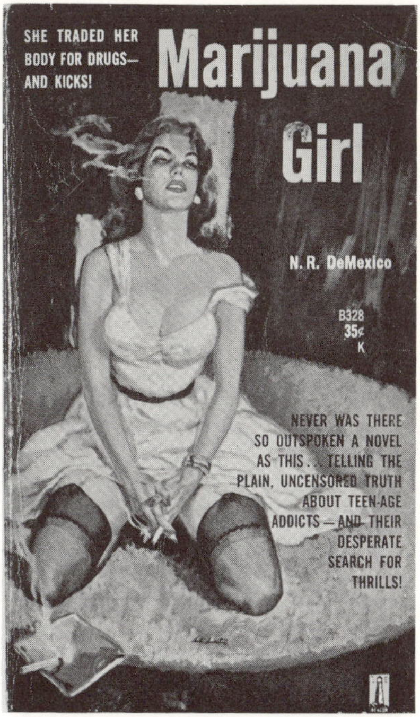
SHE TRADED HER BODY FOR DRUGS— AND KICKS!
Marijuana Girl
N. R. DeMexico
B328
35¢
K
NEVER WAS THERE SO OUTSPOKEN A NOVEL AS THIS . . . TELLING THE PLAIN, UNCENSORED TRUTH ABOUT TEEN-AGE ADDICTS — AND THEIR DESPERATE SEARCH FOR THRILLS!

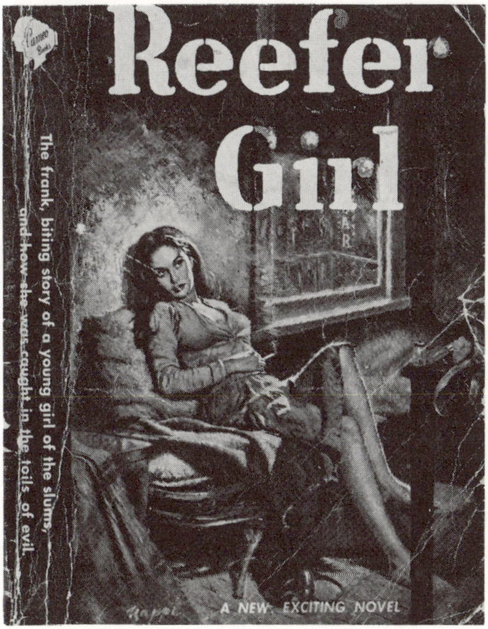
Reefer Girl
The frank, biting story of a young girl of the slums, and how she was caught in the toils of evil.
A NEW EXCITING NOVEL

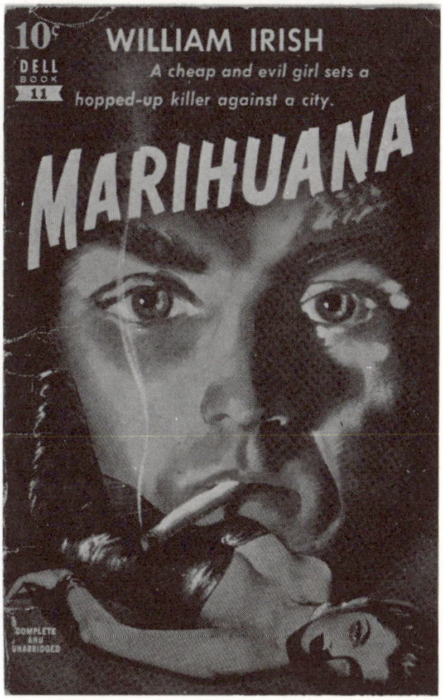
10¢
DELL BOOK
11
WILLIAM IRISH
A cheap and evil girl sets a hopped-up killer against a city.
MARIHUANA
COMPLETE AND UNABRIDGED

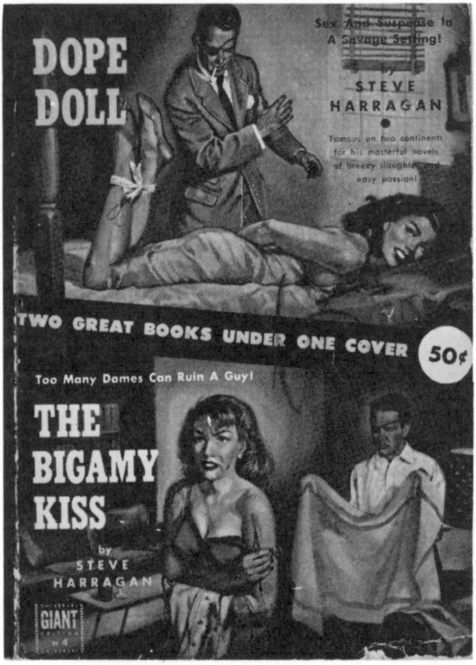
DOPE DOLL
Sex And Suspense Is A Savage Setting!
by STEVE HARRAGAN
Famous on two continents for his masterful novels of breezy slaughter and easy passion!
TWO GREAT BOOKS UNDER ONE COVER
50¢
Too Many Dames Can Ruin A Guy!
THE BIGAMY KISS
by STEVE HARRAGAN
GIANT

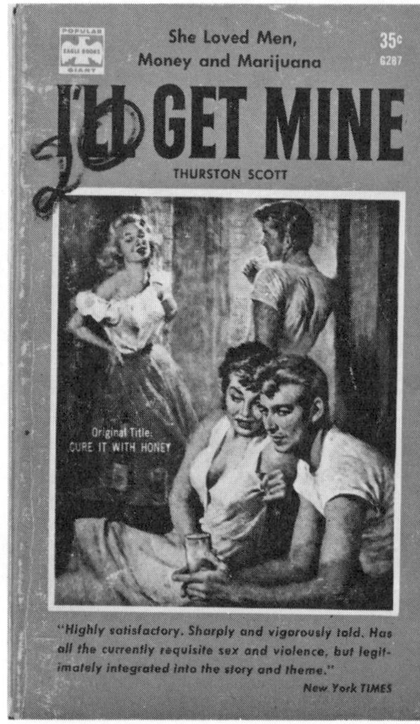
POPULAR EAGLE BOOKS GIANT
She Loved Men, Money and Marijuana
35¢
G287
I'LL GET MINE
THURSTON SCOTT
Original Title: CURE IT WITH HONEY
"Highly satisfactory. Sharply and vigorously told. Has all the currently requisite sex and violence, but legitimately integrated into the story and theme."
New York TIMES

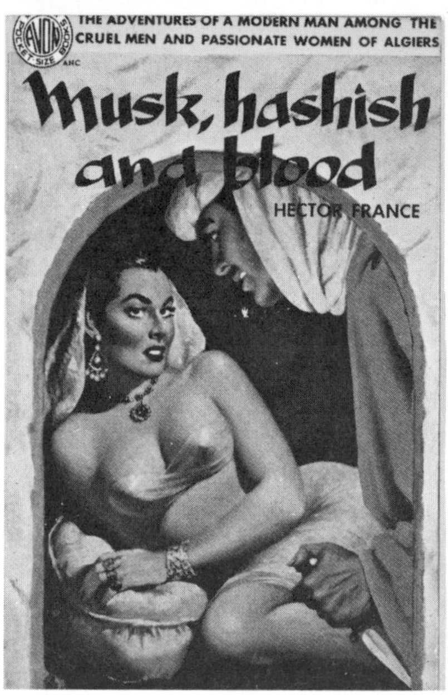
AVON POCKET-SIZE BOOKS
THE ADVENTURES OF A MODERN MAN AMONG THE CRUEL MEN AND PASSIONATE WOMEN OF ALGIERS
Musk, hashish and blood
HECTOR FRANCE

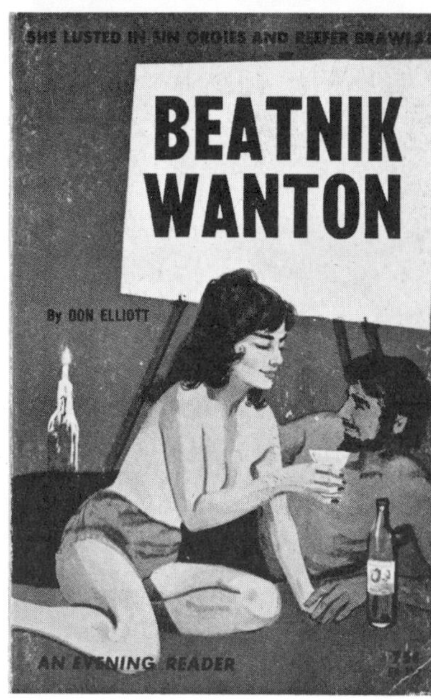
BEATNIK WANTON
By DON ELLIOTT
AN EVENING READER

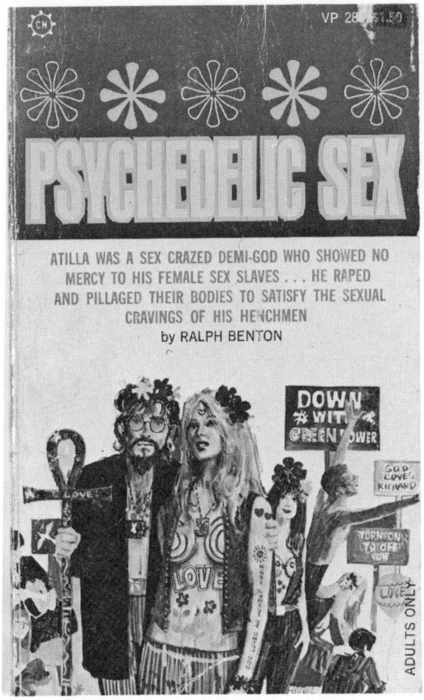
PSYCHEDELIC SEX
ATILLA WAS A SEX CRAZED DEMI-GOD WHO SHOWED NO MERCY TO HIS FEMALE SEX SLAVES . . . HE RAPED AND PILLAGED THEIR BODIES TO SATISFY THE SEXUAL CRAVINGS OF HIS HENCHMEN
by RALPH BENTON
DOWN
ADULTS ONLY

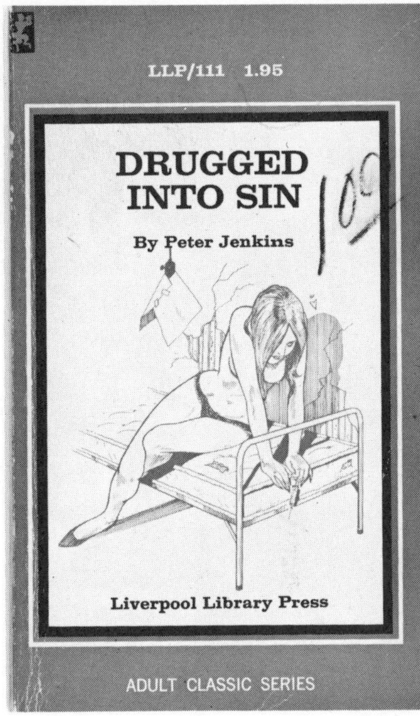
LLP/111 1.95
DRUGGED INTO SIN
By Peter Jenkins
Liverpool Library Press
ADULT CLASSIC SERIES

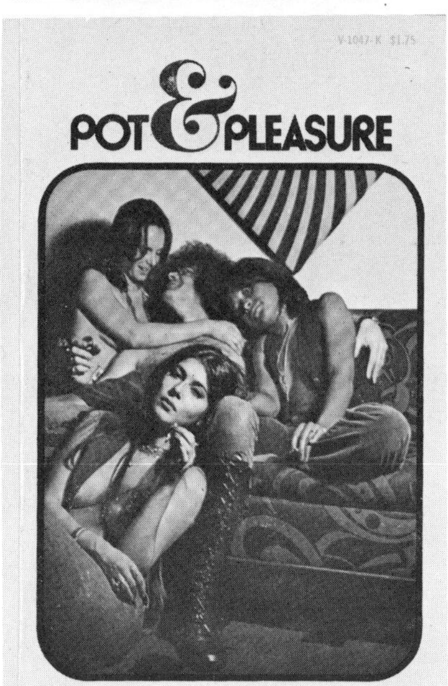
V-1047-K $1.75
POT & PLEASURE

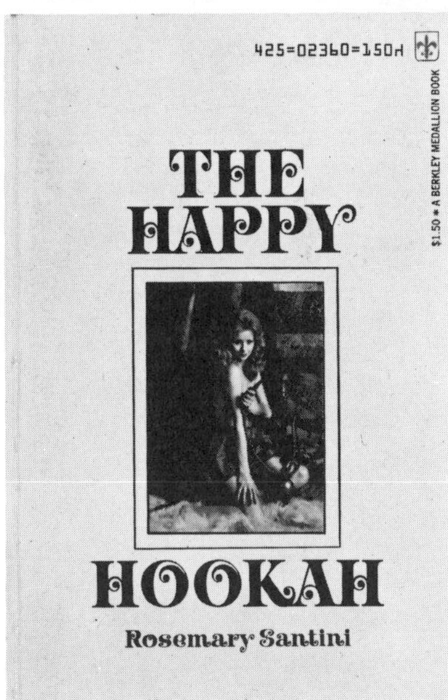
425=02360=150H
$1.50 ★ A BERKLEY MEDALLION BOOK
THE HAPPY HOOKAH
Rosemary Santini

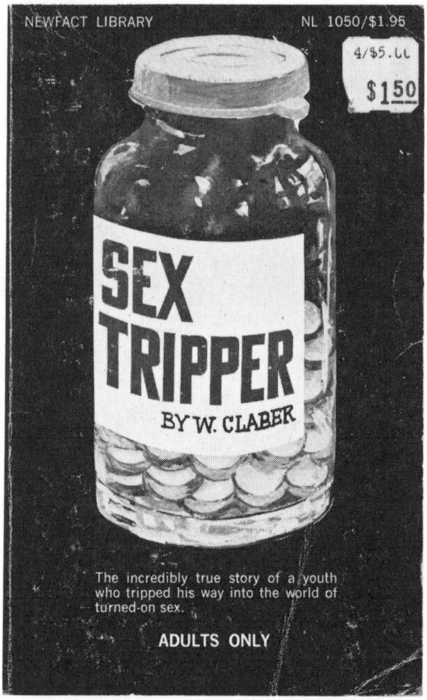
NEWFACT LIBRARY
NL 1050/$1.95
$1.50
SEX TRIPPER
BY W. CLABER
The incredibly true story of a youth who tripped his way into the world of turned-on sex.
ADULTS ONLY

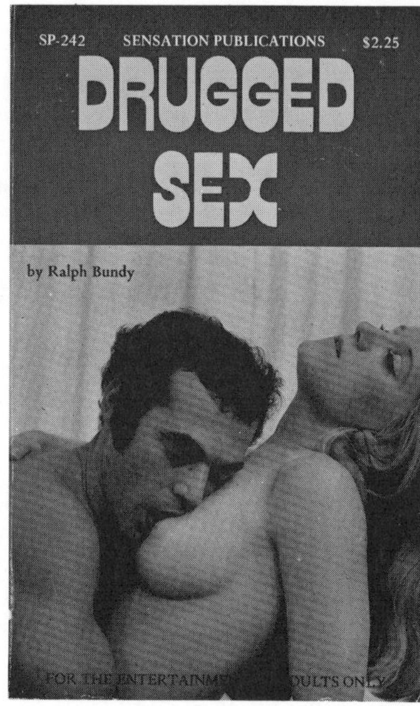
SP-242
SENSATION PUBLICATIONS
$2.25
DRUGGED SEX
by Ralph Bundy

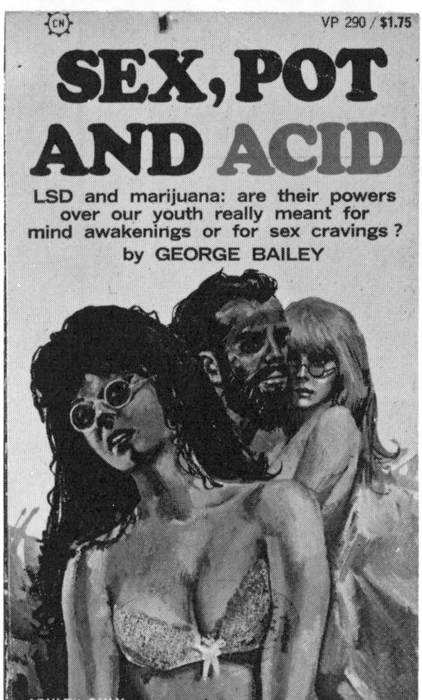
VP 290 / $1.75
SEX, POT AND ACID
LSD and marijuana: are their powers over our youth really meant for mind awakenings or for sex cravings ?
by GEORGE BAILEY
ADULTS ONLY

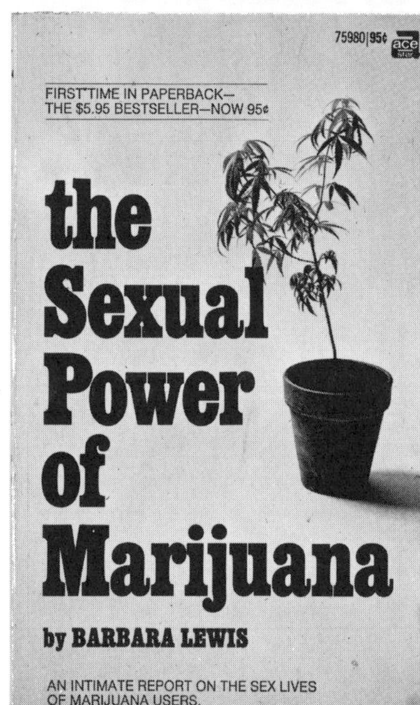
75980|95¢
FIRST TIME IN PAPERBACK—
THE $5.95 BESTSELLER—NOW 95¢
the Sexual Power of Marijuana
by BARBARA LEWIS
AN INTIMATE REPORT ON THE SEX LIVES OF MARIJUANA USERS.

Inspiration. Der Kern der ganzen Sache liegt darin, daß die meisten User Cannabis auf vielfache Weise inspirierend finden. Sie behaupten nicht nur, daß es die sexuellen Gefühle verschönt, sondern daß es auch religiöse Gefühle anregt, die Kreativität steigert, beim Problemelösen hilft, beim Sichfinden und beim Erweitern des eigenen geistigen Horizonts. Auf eine THC-Diät gesetzte Ratten haben gezeigt, daß sie schneller fähig waren, ein Labyrinth durchlaufen zu lernen als diejenigen, die nicht stoned waren.

Der springende Punkt ist nach alledem, daß die Leute beim Reden über Marihuana den Akzent darauf legen, daß Bilder eine dritte Dimension, Farben eine vorher unbekannt gebliebene Tiefe gewinnen würden oder ein „synästhetisches" Erleben erzeugen, das heißt, daß beispielsweise Laute visuellen Charakter erhalten. Sie diskutieren also bloß ein paar Veränderungen ihrer normalen Wahrnehmung der Außenwelt. Verzerrungen im Zeit- und Raumgefühl sind gewiß faszinierend. Näher am Punkt der möglichen Effekte der Droge auf dem Gebiet der Humanität liegen jedoch solche Aussagen, die unter den Stichworten „Einblick" oder „Inspiration" erfolgen. Um das nochmals zu verdeutlichen, sei mir gestattet, erneut eine Auflistung aus den Tart-Untersuchungen zu zitieren. Diesmal bezieht sie sich nicht auf das, was er als *charakteristisch* oder *selten* herausgefunden hat, sondern was als *gewöhnliche* Erfahrung auftauchte:

Überspringe Zwischenschritte zu einer Problemlösung
Einblicke in Andere
Gedanken intuitiver
Ideen origineller
  Unterhalte mich intelligent, trotz Vergessens von Dingen
  Lerne eine Menge darüber, was Leute antickt
  Sage tiefgründigere, passendere Dinge
  Intuitives, einfühlsames Verstehen von Leuten
  Sexuelle Liebe sowohl eine Einheit von Seelen als auch von Körpern
Innere Zensur abgeschwächter
Geist fühlt sich wirkungsvoller beim Lösen von Problemen
Eins mit der Welt
Ereignisse, Handlungen werden archetypisch.

Bevor wir das Thema der Wirkungen von Marihuana auf das Bewußtsein verlassen, sollte noch kurz auf seine Fähigkeit eingegangen werden, den Zugang zu lange verschütteten Erinnerungen zu ermöglichen, den Bezug dazu zu erleichtern und bei der psychotherapeutischen „Übertragung" zu helfen. In diesem Sinne möchte ich den Erfahrungsweg Dr. Harry Harmons darstellen, wie sein Interesse an der Anwendung dieser Droge zur Beschleunigung der Psychotherapie wuchs. Er hatte einen Patienten bereits längere Zeit ohne erkennbare Erfolge behandelt... als auf einmal in einer bestimmten Stunde die Information, die er wochenlang zu erwecken gesucht hatte, dem Patienten frei von den Lippen floß. Harmon war erstaunt. Er fragte den Patienten, was denn diesmal anders wäre als zuvor; und dieser teilte ihm mit, daß er stoned zur Sitzung gekommen wäre.

„Stoned?" fragte Dr. Harmon. „Was ist denn ‚stoned'?"

Und so kam Dr. Harmon bald dahinter, wie dieses Kraut den Bewußtseinsapparat eines Analysanden von Blockierungen befreien konnte, eine Einsicht, die ihn in eine völlig neue Periode seiner Therapeutik und seines Lebens versetzte.

FORMEN, QUELLEN, REINHEITSTESTS

Die Cannabinole kommen in ziemlich vielfältigen Erscheinungsformen zu uns. Auch die Wirkungskraft ist recht unterschiedlich. An einigen Orten, wie Amsterdam, Gebieten des Nahen und Fernen Ostens, gibt es „Rauchklubs", in denen ansprechend gebräuchliche Hanfsorten, ohne große Angst vor einem „Gelinktwerden", über die Ladentheke erworben werden können. Es liegt in der Natur der Sache, daß der Schwarzmarkt zu irreführender Werbung hinsichtlich der Herkunft und der Stärke bestimmter Schiffsladungen ermuntert hat. In einer nicht unbeträchtlichen Zahl von Fällen sind sogar Steine und Coca-Colaflaschen in der Mitte eines Pfundes Hanf gefunden worden.

Wie man Grass kauft. Üblicherweise kommt Marihuana in den USA in der Form eines „lid" (etwa eine Unze), eines Pfundes oder Kilos von Hanfblättern, Blüten, Hanfknospen oder Hanfzweigen vor. Die Wirkkraft einer solchen Packung kann um das zehn- bis zwanzigfache variieren.

Deshalb ist es wichtig, sich einige Merkmale näher vor Augen zu halten, vor allem, wenn man die einzelnen Proben auseinanderhalten möchte. Der optimale Test ist allemal das Rauchen, doch kann auch schon vorher so manches über die Stärke erfahren werden, wenn man auf die Farbe achtet, riecht, schmeckt, die Samen prüft und das Verhältnis von Blütenteilen oder „Knospen" und die lose herumliegenden oft Spreu genannten Teile betrachtet.

Was die Färbung angeht, so besagt da eine gute Faustregel, je brauner, goldfarbener oder rotfleckiger... desto besser die Qualität. Doch gleich ein paar Ausnahmen: gewisse Arten von Hawaii- oder Thaigrass, die beide stark sind, weisen ein helles Grün auf. Auch die Beschaffenheit der Samen sollte man sich genau ansehen. Je leichter sie sind, desto eher läßt sich vermuten, daß sie vor der Ernte nicht zu ihrer vollen Reife gelangen konnten. Ein Überfluß an Samen weist darauf hin, daß die Pflanze befruchtet und deshalb auch nicht so superharzig ist. Das Fehlen von Samen könnte auf eine wirk-

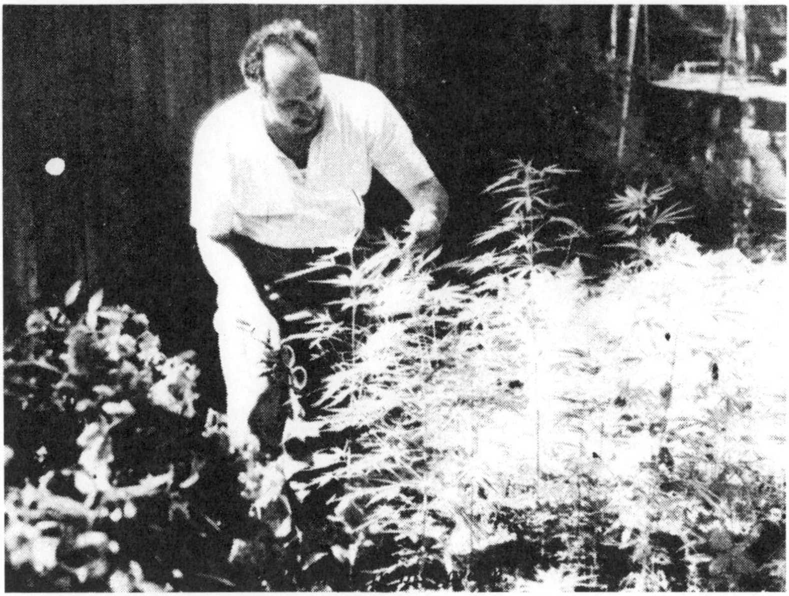

Dr. Harry Harmon, bei der Pflege seiner legalen Felder in Texas

lich starke weibliche Pflanze schließen lassen (wie das bereits erklärt worden ist), auf eine männliche Pflanze oder sollte zu Bedenken veranlassen, ob sich's da nicht etwa um Oregano oder Katzenminze handelt!

Die stärkste Ernte erhält man aus weiblichen Pflanzen, die man in der Reifezeit nicht zur Besamung hat kommen lassen (die *sinsemilla,* spanisch: ohne Samen). Jeder, der sich für den Anbau dieses Kenner-Grasses interessiert, sollte Jim Richardsons *Sinsemilla Marijuana Flowers* zu Rate ziehen. In Farbfotos illustriert dieses Buch die große Erscheinungsvielfalt dieses einzigartigen Typus und bietet zudem den Anbauern die klarsten graphischen Anhaltspunkte zur Unterscheidung zwischen den Geschlechtern. Die Arbeiten auf eine solche Ernte hin erweisen sich als äußerst mühselig, da sämtliche männliche Pflanzen gejätet werden müssen, und die samenlosen Knopsen müssen mit der Hand gepflückt werden. Sie wirft auch ein geringeres Gewicht ab (da die Samen fehlen). Trotzdem halten viele die *Sinsemilla*-Zucht für lohnend und es kommt immer mehr auf die Scene. Zuhause angebautes Grass wird, wie wir jetzt absehen können, nach drei bis vier Generationen durch eine Samenauslese stärker.

Rauchen. Das Jointrollen – das heißt die Rauchmischung zu einer Zigarette zu drehen – scheint sich ursprünglich bei den Indianern Mexikos einige Zeit vor der Herrschaft Montezumas entwickelt zu haben. Unsere heutige

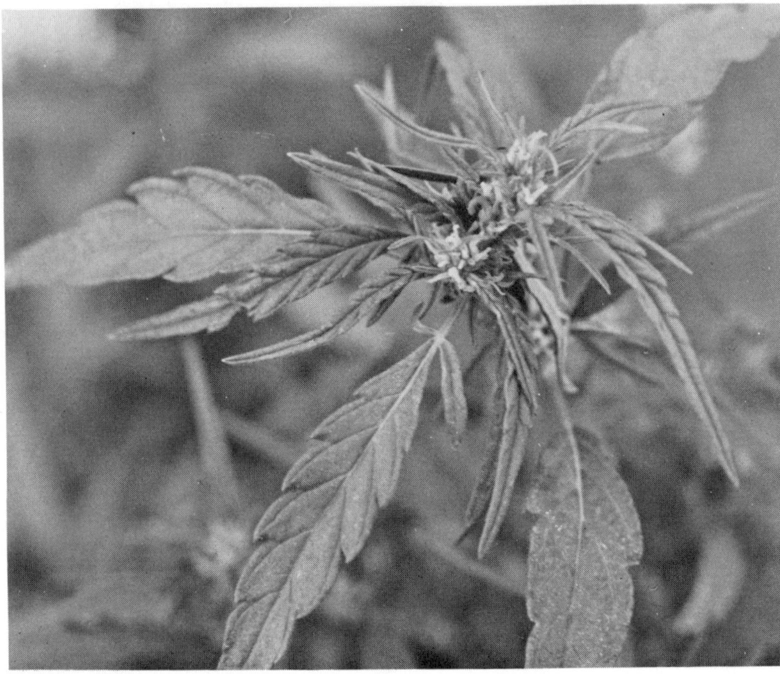

Weibliche Pflanze

Pfeife ist anscheinend etwa im 2. Jahrhundert vor unserer Zeitrechnung von den Indianern des Ohio-Tales benutzt worden, wenn wir den Funden bei Gräberfreilegungen Glauben schenken. Zur Zeit der *Geschichten aus 1001 Nacht,* gegen Ende unseres ersten Jahrtausends, war natürlich die Hukah (Wasserpfeife) bereits wohlbekannt.

Seit damals hat es einige Erfindungen auf dem Gebiet der Rauchwerkzeuge gegeben – als Beispiel wäre da der „Vergaser", eine Glasröhre, in welche ein Joint eingeführt wird. Ähnlich dem Prinzip des Autovergasers, verschafft einem die volle Ladung des Rauchs. Dann ist da noch das *Bong,* das in wohlgebauten Bambus- und Plastikmodellen praktisch die vollständige Aufnahme eines satten Zuges ermöglicht. Annoncen in verschiedenen Drogenmagazinen deuten darauf hin, daß es noch eine Vielfalt weiterer, meist kleinerer Verfeinerungen gibt.

Durch das Rauchen kann man am direktesten die Qualität des jeweiligen Grasses erkennen. Liegt sie über der Durchschnittsgüte, so wird dies bereits beim dritten Zug klar. Für Leute mit empfindlichen Kehlen möchte ich die Verwendung *heißen Wassers* im Bong empfehlen. Dieses vermindert die Menge wasserlöslicher nicht psychoaktiver Komponenten im Cannabis-

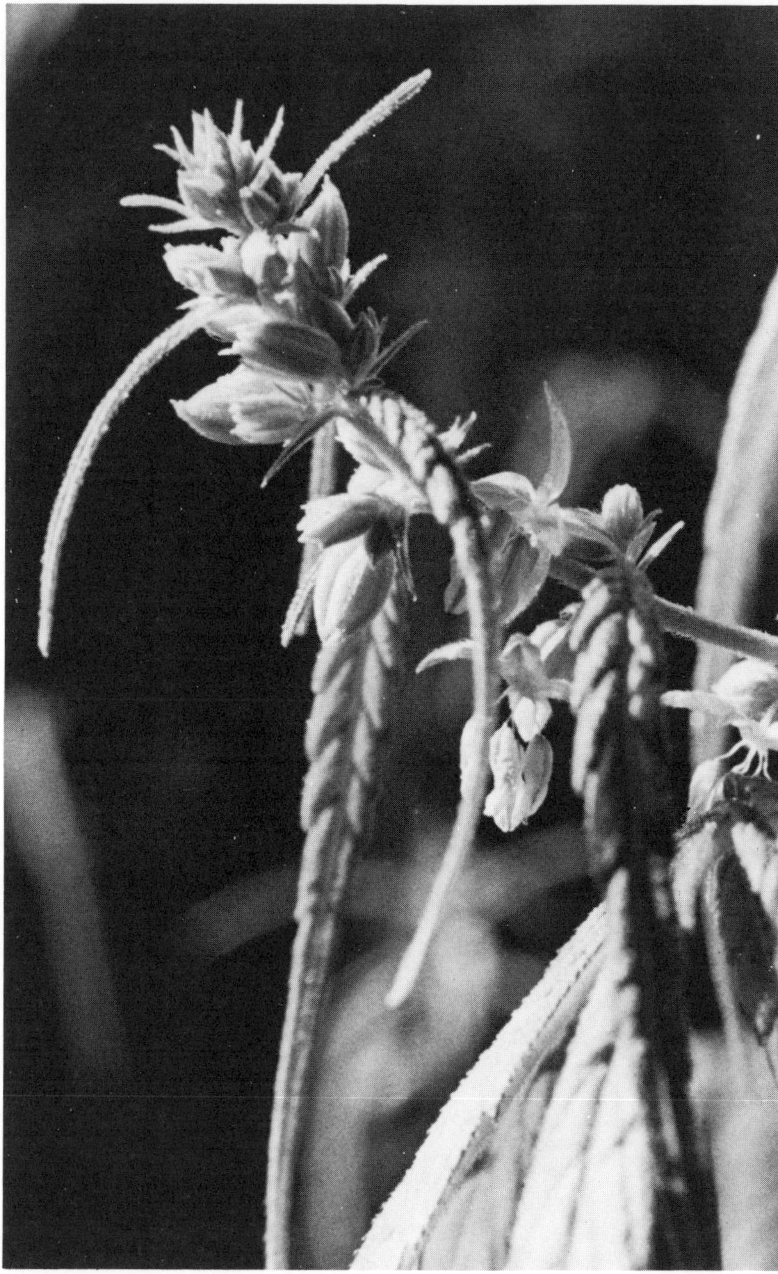

Mel Frank

Männliche Pflanze

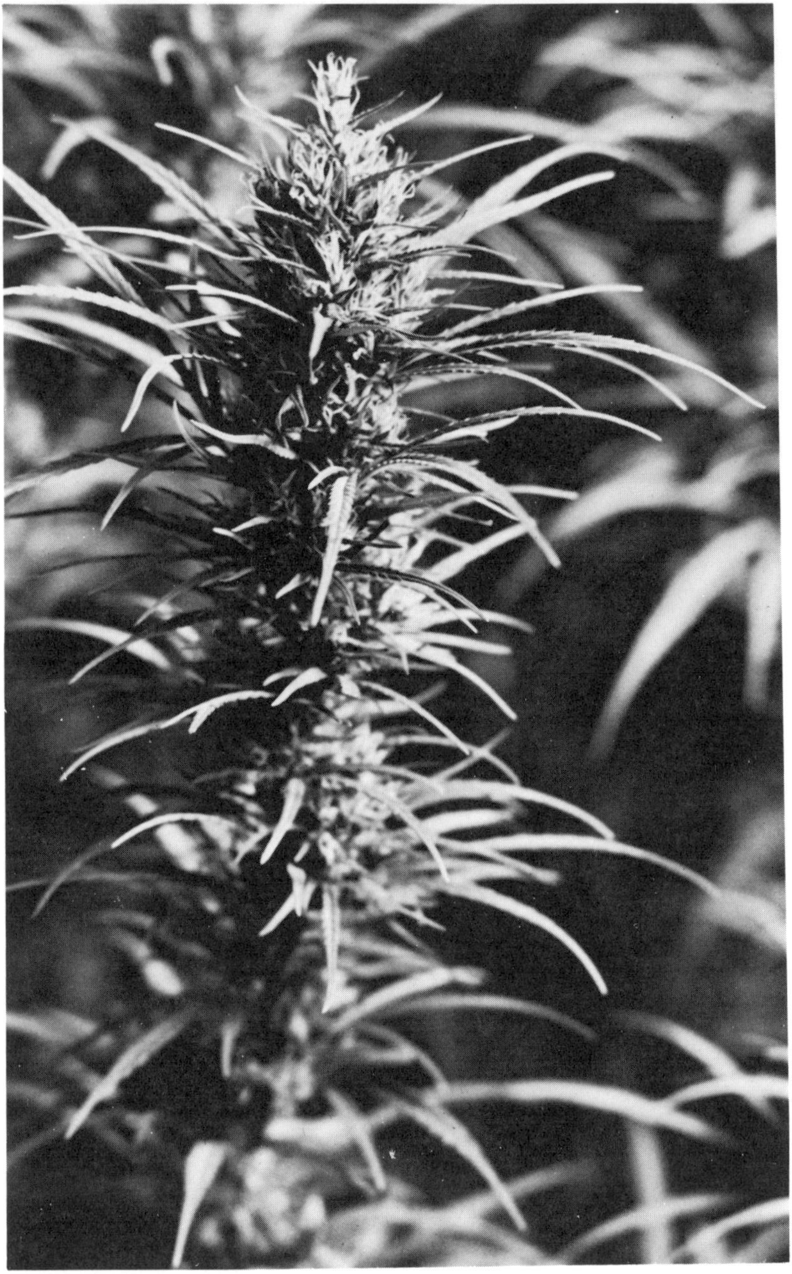

L. Watts

„Candy Cane"-Blütenstaude

Rauch und steigert auf diese Weise die Quantität des eingesogenen THC, während der Rauch weniger harsch auf die Lungen wirkt. „Das Inhalieren des Rauchs durch kaltes Wasser fördert die Tendenz zur Kondensierung einiger wünschenswerter Komponenten", warnt die *High Times* und fügt an, „da die Mehrheit der Cannabinole (einschließlich des THC) sich in Alkohol auflösen, verursacht die Verwendung alkoholischer Getränke in einer Wasserpfeife einen schwächeren Rauchgenuß".

Haschisch und Haschöl. Grass verhält sich zu Haschisch oder *charas* wie Bier oder Wein zu Schnaps. Wie bei destillierten Spirituosen muß auch zur Bereitung eines verstärkten Hanfproduktes einige Sorgfalt verwendet werden.

Traditionell wurde Haschisch so geerntet, daß nackte Arbeiter durch die Hanffelder gingen, die Pflanzen umarmten und sich dann das klebengebliebene Harz von ihren Leibern abschabten. Heutzutage sieht die Praxis allgemein so aus, daß ein Arbeiter Lederkleidung mit großen Schürzen anzieht und der Harz dann vom Leder gekratzt wird. Oder die Knospen werden einfach mit den Händen gerieben und die öligen Anhaftungen dann von den Händen geschabt.

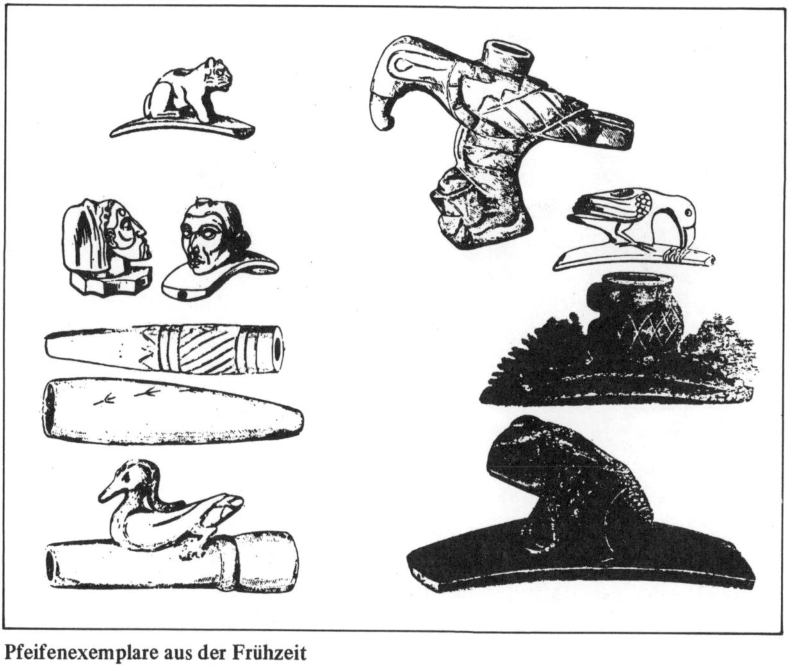

Pfeifenexemplare aus der Frühzeit

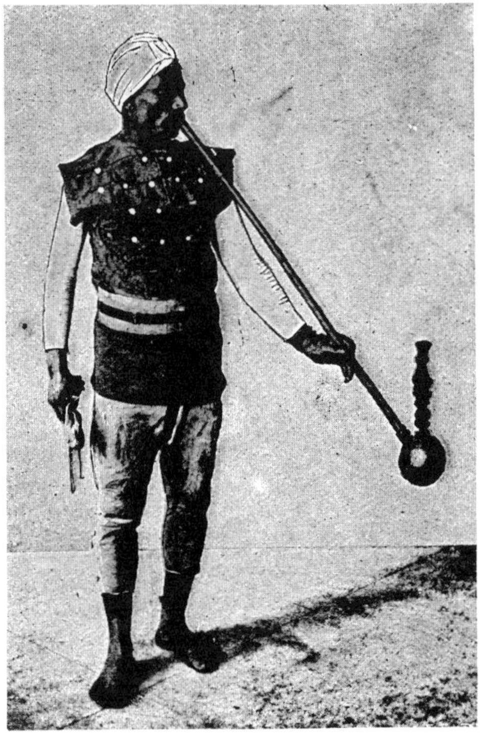

Haschraucher mit Wasserpfeife, der eine Schmuggelweste für Gold und Uhren trägt

In W.D. Drakes *The International Cultivator's Handbook* findet sich eine ziemlich ausführliche Darstellung weiterer Methoden der Haschischproduktion, darunter jene, nach der Arbeiter, in Leintücher und Masken gehüllt, in versiegelte Dreschtennen gehen, um dort feinstes Puder zu extrahieren.

Das auf diese Weise gesammelte Haschisch wird mit tierischem Fett oder einem ähnlichen Bindemittel gepreßt. Allgemein kann man sagen, daß die Qualität des Haschisch oft mit einer gewissen Färbung einhergeht – je dunkler es ist, desto stärker ist es am Ende. Doch gibt es wichtige Ausnahmen. Guter Afghan zum Beispiel ist häufig sehr stark und gleichzeitig ziemlich weißlich gespenkelt und schieferartig. In den frühen Siebzigern bekamen wir allmählich eine recht große Menge „Haschöl" zu Gesicht, ein Destillationsprodukt aus den Blättern. Hier sind die Regeln der Beurteilung der Farbe gewissermaßen umgekehrt; generell läßt sich sagen, je dunkler die Färbung, desto geringer der Raffinierungsgrad, je greller, desto schwächer in seiner Wirkung das Öl.

Die üblichen Methoden des Öl-Rauchens sind: In einer speziellen Glas-

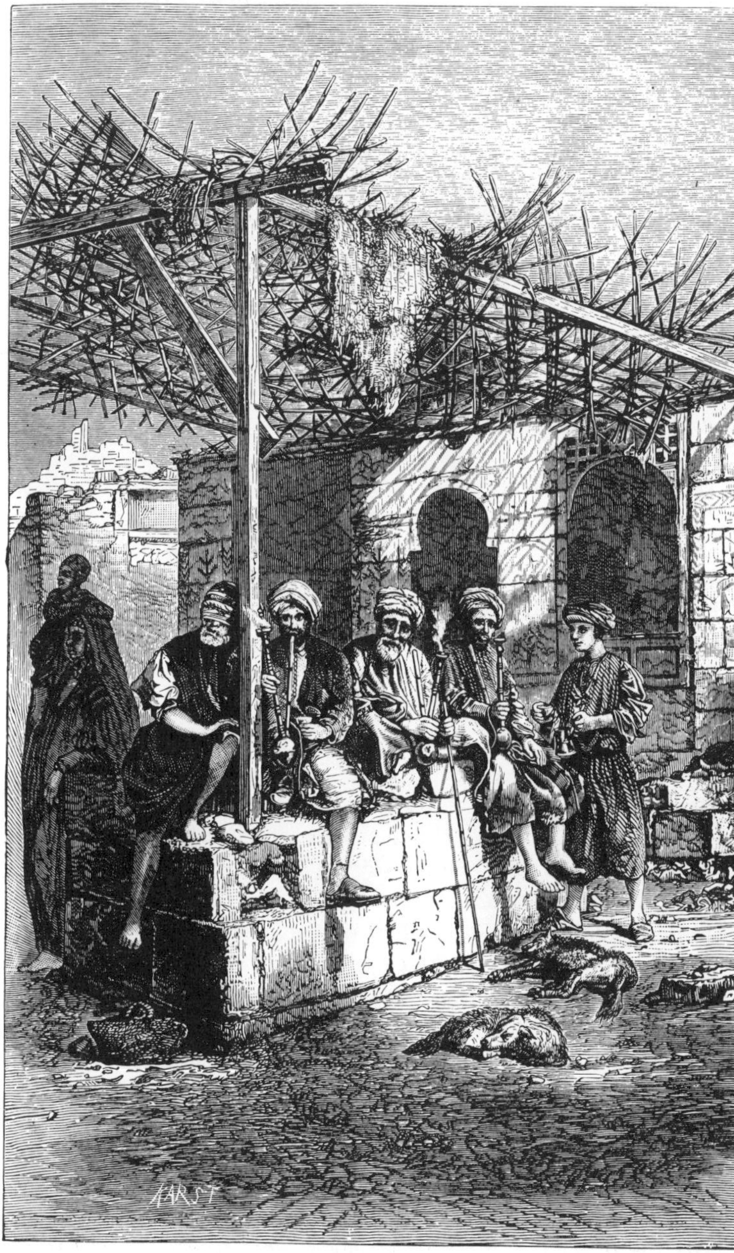

AFTER LUNCH IN THE CAFE.

pfeife; am Ende einer Zigarette, das Vermischen mit Tabak oder Grass oder – was vielleicht am effektivsten ist, Zigarettenpapier, welches anschließend beim Jointwickeln verwendet wird, mit einem oder zwei Tropfen zu tränken.

Bei wirklich hochqualitativem Haschöl bedarf es nur einer Spurenmenge. Taucht man den Behälter in heißes Wasser, so verdünnt es sich und kann in minimaler Menge mit einer Nadel herausgeholt und dann auf Papier geträufelt werden. Da alle Cannabinole mit Ausnahme weniger teurer synthetischer Stoffe in Wasser unlöslich sind, ist es absolut unratsam, sie zu injizieren.

Das Essen von Marihuana. In Indien und anderen Gebieten mit Marihuana-Erfahrung wird die Droge oft einer Art Milchshake oder Plätzchen beigefügt (am meisten unter dem Namen *Majoun* bekannt). Solche Methoden bringen tatsächlich Cannabiswirkungen hervor, wobei die Erfahrung gezeigt hat, daß beim Essen der Droge die Wirkung durch ein etwa halbstündiges Kochen bei niedriger Temperatur beträchtlich erhöht wird.

Da Cannabinole nicht wasserlöslich sind, werden sie generell in Fett oder Butter gesiedet (was bei Hinzufügen von Gewürzen ein berühmtes indisches Produkt namens *ghee* ergibt). Man kocht sie auch in Alkohol (in welchem sie löslich sind; doch sollte dies nur bei niedriger Temperatur und ohne offene Flamme geschehen, da Alkohol sehr leicht brennbar ist). Es gibt eine Anzahl von Büchern über die Cannabis-Küche auf dem Markt, doch sollte jeder, der sich dafür interessiert, bedenken, daß viele nur abgeschriebene, gewöhnliche Rezepte enthalten, bei denen einfach Grass hinzugefügt wird. Einige, darunter das von Panama Rose, empfehlen beispielsweise das Aufkochen von Grass in Wasser für die Zubereitung eines Tees... was eine ziemlich hirnlose Art ist, die meisten der psychoaktiven Substanzen zu verschwenden, wenn das Grass selbst einfach wie alter Kaffeesatz rausgeschmissen wird. Ich empfehle Adam Gottliebs *Art and Science of Cannabis Cookery* (Level Press), das die kulinarischen Faktoren erörtert und zugleich alle Grundrezepte liefert, die man brauchen könnte.

Ein weiterer Punkt: es sollte erinnert werden, daß die Hanfprodukte bei relativ leerem Magen rascher verdaut werden. Deshalb gibt es, um auf eine andere eingebürgerte Praxis anzuspielen, gute Gründe, weshalb Grass eben *nicht* einfach einem Gericht wie Spaghetti beigegeben werden sollte.

Ein schnelles, wirkungsvolles Rezept: Schmilz 1/8 Butter in der Pfanne und streue 1/4 bis 1/2 Unze normales Grass darüber, laß das Ganze etwa 5 Minuten bei geringer Hitze kochen. Gieße 8 Unzen Wodka oder Rum (240 g) ziemlich rasch darüber und laß alles nochmals 1 bis 5 Minuten bei geringer Wärmezufuhr weiterkochen (es kommt darauf an, wieviel Alkohol du verdunsten lassen möchtest). Nun seihe alles durch ein Sieb und versuche, soviel Saft wie möglich in Tassen abzufüllen. Wenn gewünscht, mit Honig versüßen. Die Menge ist ausreichend für 2-4 Personen.

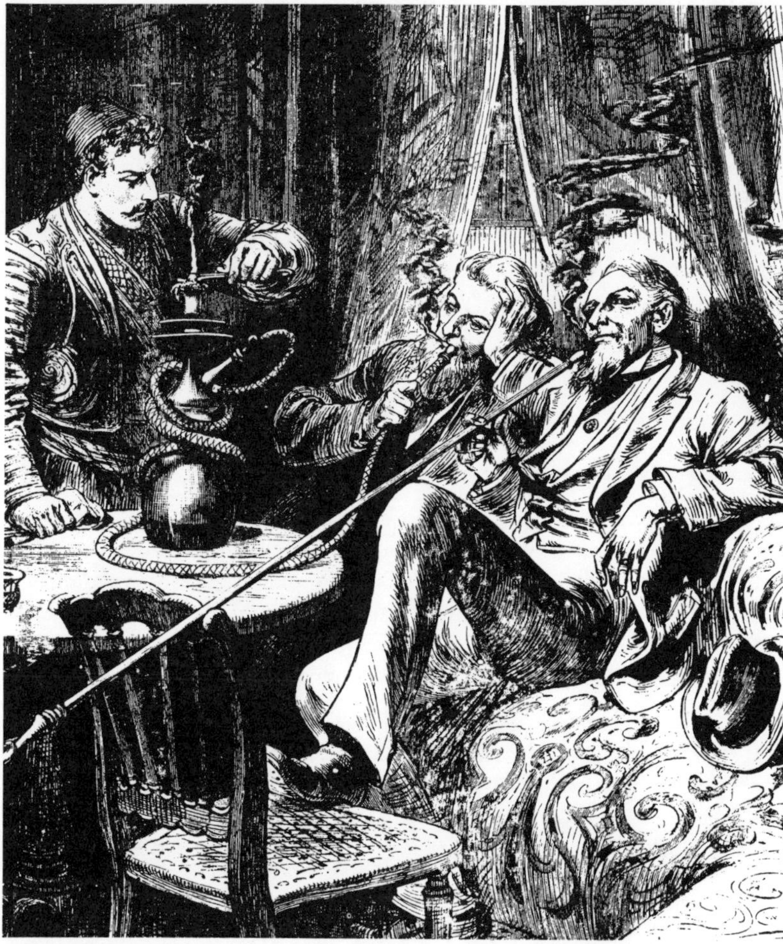

Bei der Centennial Exposition 1876 in Chicago wurde im türkischen Pavillon die Haschischpfeife gereicht . . .

Reinheitstests. Im allgemeinen bedarf es keiner Reinheitstests, da jeder, der mit Marihuana vertraut ist, das vom bloßen Augenschein her feststellen kann. Nichtsdestoweniger stellte sich 1/10 des von PharmChem geprüften Pots als Oreganoblätter und sonst was, nur nicht als Pot heraus. Offensichtlich ist auch nicht alles getestete THC wirklich solches gewesen.

Das erstere kann damit erklärt werden, daß nur höchst suspekte Grassproben zum Testen eingeschickt worden waren und letzteres durch die Tatsache, daß alle synthetischen THCs nur schwer und mit hohen Kosten herstellbar sind, die Moleküle sind instabil. Gewisse andere Drogen dagegen, wie

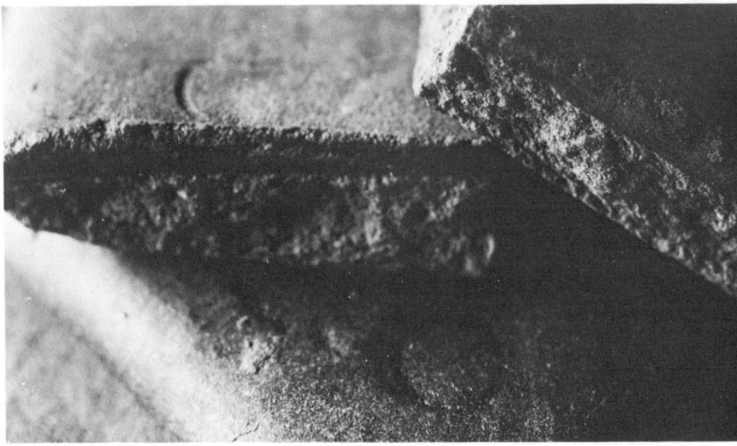

Gepreßtes Afghan-Haschisch

das PCP und das MDA, sind ziemlich billig in ihrer Produktion und wurden von skrupellosen Leuten weitgehend als THC verbreitet.

Hier wäre es vielleicht am Platze, auf eine relevante Testmethode näher einzugehen (obwohl ein mit diesem Projekt betrauter Herausgeber spottet: „Test? Was für Tests? Der einzige Test besteht darin, das Zeugs zu rauchen!").

Hier nun Michael Valentine Smiths Beschreibung eines modernen Tests:

Ein zehntel Gramm pulverisierten Grasses, 5 ml Petroleumäther; in Mörser zerreiben und 15 Minuten vollsaugen lassen. Filtern und 1 ml des Petroleumäthers vorsichtig 2 ml 15%igen HCl in reinem Äthanol beifügen. Die rote Farbe am Rand zweier Filterpapiere deutet auf THC. Nach dem Schütteln ist der obere Filter farblos und der untere orange-rosa und wird nach der Zufuhr von 1 ml Wasser farblos. Abwechselnd läßt man den Petroleumäther verdunsten und fügt 2 ml Duquenois-Reagens hinzu (12 Tropfen Azetaldehyd, 1 g Vanilin, 50 ml Äthanol), 2 ml HCl und verrührt das Ganze. Dann läßt man es zehn Minuten setzen und fügt 2 ml Chloroform hinzu. Schütteln und separieren lassen. Ein purpurner Chloroform-Filter zeigt das THC an.

Ebenfalls nützlich, doch weniger gebräuchlich ist das Verfahren, bei dem THC sich bei 5% KOH in Äthanol purpur färbt. Wenige Körner Rohzucker intensivieren oft bei diesen Tests die Farbentwicklung (vgl. *Bulletin on Narcotics* 22, 33/1970).

Wiederholt auftauchende verfälschende Substanzen sind: *Opium,* das den Konsumenten zu langsamen Bewegungen tendieren läßt und den Hang fördert, mitunter verquere Positionen einzunehmen; *PCP,* dessen Wirkungen später noch diskutiert werden, nennt man „Engelsstaub", manchmal wird es Grass oder Petersilie beigemischt. Selbst über Grass gestreuter *Zucker* wird in der Literatur gelegentlich zur Steigerung der Wirkkraft empfohlen. In Wirklichkeit aber reduziert er auf manche Weise die Stärke des Cannabis. Kurzum, in jeder Hinsicht gibt es heutzutage eine Menge erfahrener Leute, die jeden der genannten verfälschenden Stoffe erkennen würden.

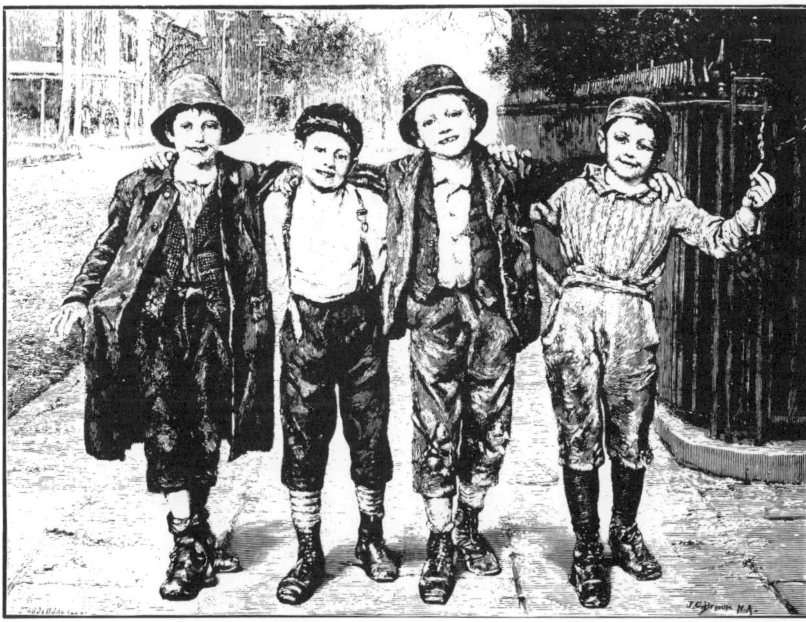

EIN FREUND MIT 'NEM JOINT IST EIN ECHTER FREUND!

Anhang
Medizinischer Stand der Marihuana-Forschung

Sidney Cohen

In den letzten zehn Jahren ist man zu vielen neuen Erkenntnissen über Marihuana gelangt. Demnach handelt es sich weder um die harmlose Droge, für die es von vielen einst gehalten wurde, noch um das ,,Teufelskraut'', von dem andere sprachen. Die Hauptsorgen bezüglich Cannabis sind folgende: die mögliche Einschränkung der Fahrtüchtigkeit und die Beeinträchtigung anderer Fertigkeiten, seine entzündlichen und möglicherweise karzinogenen Wirkungen bei chronischem Gebrauch sowie ein Motivationsverlust bei Jugendlichen, die Cannabis im Übermaß konsumieren. Es gibt auch die Hoffnung, daß Cannabis in Zukunft bei der Linderung einiger Erkrankungen wie Übelkeit und Erbrechen, bei der Chemotherapie von Krebskranken und beim Weitwinkelglaukom hilfreich werden könnte.

Marihuana *(Cannabis sativa)*, die oberen Blätter und Blüten des indischen Hanfes, wird seit prähistorischen Zeiten als Stimmungsveränderer und als Volksmedizin verwendet. Es gibt Dutzende regionaler Bezeichnungen, wie *kif* (in Nordafrika), *ganjah* (in Indien), *maconha* (in Brasilien) und *pot* (in den Vereinigten Staaten).

Die wirksame Substanz, das Delta-9-Tetrahydrocannabinol (THC) ist isoliert und synthetisiert worden und bedeutet eine wertvolle Hilfe in der Cannabisforschung (Mechoulam 1973:7). Der THC-Gehalt von Marihuana ist ziemlich unterschiedlich und kann von weniger als ein Prozent bis über sieben Prozent reichen. Verbesserte Saatgutauswahl und verbesserte Anbaumöglichkeiten haben in den letzten Jahren zur Produktion der stärkeren Substanz geführt. Haschisch ist das Harz, das aus den Blättern und Blüten gewonnen wird. Sein THC-Gehalt reicht von fünf bis zwölf Prozent. Über 420 chemische Verbindungen sind aus Marihuana extrahiert worden, einschließlich vieler Cannabinoide, Steroide und Terpene (Turner et al. 1980:9). Während der letzten zehn Jahre ist man zu zahlreichen neuen Erkenntnissen über Cannabis gelangt. Die Möglichkeit, THC in Körperflüssigkeiten nachzuweisen, hat bei der Korrelation des Blutspiegels mit psychophysiologischen Wirkungen geholfen.

Pharmakologie und Physiologie

THC ist wasserunlöslich, aber löslich

in Fetten und flüchtigen Lösungsmitteln wie Alkohol. Es wird in erster Linie durch Rauchen eingenommen und ist auf diese Weise dreimal wirksamer als bei oraler Aufnahme. Außerdem tritt die Wirkung so innerhalb von Minuten ein, im Gegensatz dazu bei oraler Gabe erst nach 30—60 Minuten. THC verbleibt tagelang, sogar wochenlang im Körper, es wird im Fettgewebe gespeichert und nur langsam ausgeschieden.

Wenn Marihuana über einen längeren Zeitraum regelmäßig eingenommen wird, entwickelt sich das Phänomen der Toleranz, d.h. daß man mehr als zu Anfang von der Droge benötigt, um die gleichen Wirkungen hervorzurufen (Jones 1980:6). Bei starkem Konsum und plötzlichem Abbruch ist ein ziemlich mildes Entziehungssyndrom zu beobachten, das in Übelkeit, Appetitlosigkeit, Schlaflosigkeit und Reizbarkeit für ein bis zwei Tage besteht. Die physische Abhängigkeit ist also minimal, aber psychische Abhängigkeit oder Sucht findet man bei einigen Rauchern.

Die eindringlichsten physiologischen Symptome sind Steigerung der Herzfrequenz und Rötung der Augen. Die Herzfrequenz kann um fünfzig Prozent ansteigen, deshalb können Menschen mit Herzstörungen, wie Angina pectoris, negativ betroffen werden. Der psychische Zustand (*high* genannt) äußert sich in einer angenehmen, entspannten Euphorie mit traumartigen Sequenzen, die manchmal in lebhafter Farbigkeit wahrgenommen werden. Zu Angst, Panik oder gar kurzfristig psychotischen Zuständen kommt es recht selten.

Der Marihuana-Rausch unterbricht das Kurzzeitgedächtnis und stört wahrscheinlich auch die Übertragung vom Kurzzeit- in den Langzeitgedächtnisspeicher. Obwohl es auch zu Wahrnehmungs- und Aufmerksamkeitsveränderungen kommt, sind wahrscheinlich die Veränderungen in der Sprache, dem Denken und im Lernen sekundär im Vergleich zur Beeinträchtigung des Kurzzeitgedächtnisses (Ferraro 1980:4). Das Abrufen aus dem Langzeitgedächtnis ist durch Marihuana nicht wesentlich gestört. Einige vorläufige Versuche zeigen, daß die Funktionen der linken Gehirnhemisphäre mehr als die der rechten gestört sind. Infolgedessen tritt bei einigen Leuten eine relative Dominanz der rechten Hemisphäre ein.

Ergebnisse von Umfrageforschungen

Offensichtlich nimmt der Konsum von Marihuana zu, hauptsächlich bei den 12- bis 25jährigen. Es gibt verstärkt Hinweise darauf, daß auch die Gruppe der 8- bis 11jährigen vermehrt betroffen ist, obwohl ein definitives Zahlenmaterial noch nicht vorliegt, um diesen Eindruck zu bestätigen. Halbjährliche Umfragen bei Haushalten in den Vereinigten Staaten deuten darauf hin, daß die Häufigkeit des Konsums auch zunimmt. Der tägliche Konsum unter Schülern der letzten Oberschulklasse hat sich in den letzten fünf Jahren verdoppelt und liegt jetzt bei 11 Prozent insgesamt (Johnson et al. 1979:5).

Negative Folgen unmittelbar beim Gebrauch

Das wichtigste sofortige Problem beim Konsum von Marihuana betrifft das Autofahren unter Marihuana-Einfluß (Cohen 1980:1). Zwei Drittel aller Konsumenten meinen, daß sie gut fahren können und haben in der Tat ein Fahrzeug gelenkt, als sie *high* waren. Untersuchungen haben gezeigt, daß die Fahrtüchtigkeit durch Cannabis definitiv herabgesetzt wird und die häufige Kombination von Alkohol und Cannabis die Fahrtüchtigkeit noch weiter herabsetzt. Tests unter Bedingungen, wie sie auf den Straßen herrschen, in Simulatoren, auf speziellen Teststrecken und Untersuchungen von für das Autofahren wichtigen Fähigkeiten beweisen alle die Beeinträchtigung der Fahrtüchtigkeit. Bei einer Kontrolle in Kalifornien wurden 1800 Fahrer festgenommen, weil sie im Rauschzustand gefahren waren, sechzehn Prozent von ihnen hatten THC im Blut.

Die Verminderung der Fahrtüchtigkeit hat mehrere Gründe. Die Aufmerksamkeit ist herabgesetzt, Eindrücke im peripheren Gesichtsfeld können übersehen werden, visuelle Täuschungen können ablenken, die Reaktionszeit insgesamt ist verlängert, und das Kurzzeitgedächtnis ist negativ beeinflußt. Die Fähigkeit, ein Flugzeug zu führen, ist noch mehr beeinträchtigt, vielleicht, weil diese Aufgabe komplexer ist, aber auch, weil die Orientierung im Raum gestört ist. Erfahrene Piloten, die schon früher Marihuana genommen und die nur eine Marihuana-Zigarette geraucht hatten, konnten in einem Flugsimulator eine Routinelandung nicht mehr zufriedenstellend vollziehen.

Negative Folgen bei chronischem Konsum

Eine ganze Reihe von möglichen unerwünschten Wirkungen bei starkem chronischen Marihuanakonsum ist nach mehreren Versuchen vermutet worden. Viele dieser Untersuchungen beruhen auf Forschungen *in vitro* oder Tierversuchen, und es bleibt unklar, inwieweit sie auch auf den Menschen anwendbar sind. Es wurden Störungen in der Immunreaktion, Abweichungen im Chromosomenmuster, Veränderungen im zellularen Stoffwechsel festgestellt, Fragen zu Veränderungen der Gehirnfunktion und Einflüsse auf das Funktionieren der Sexualorgane einschließlich der Spermatogenese aufgeworfen. Es wäre vernüftig, mit Meinungen zu diesen Themen zurückhaltend zu sein, bis zusätzliche bestätigende Untersuchungen vorliegen.

Andererseits gibt es zwei Gesichtspunkte beim chronischen Marihuanakonsum, die größere Beachtung verdienen. Der eine ist die Langzeitwirkung auf chronische Atemwegserkrankungen und der karzinogene Effekt, ein zweiter der Einfluß auf die Motivation. Marihuana enthält eine Reihe von Karzinogenen, Kokarzinogenen, Reizstoffen und ziliartoxische Agentien, die die Atemwege schädigen (Novotny 1975:8). Akute Bronchitis und Pharyngitis sind keine seltenen Folgen von chronischem Konsum. Ob chronische Lungenerkrankungen, z.B. ein Lungenemphysem oder eine Lungenfibrose, nur vereinzelt vorkommen, kann erst entschieden werden, wenn mehr Langzeiterfahrungen mit chronischen Rauchern in industrialisierten Gesellschaften gemacht worden sind.
Ob Lungenkrebs durch Marihuana verursacht wird, ist unbekannt. Allerdings enthält Cannabis mehr Teerstoffe als Tabak. Wenn Teerstoffe aus Cannabis auf Mäusebäuche gepinselt werden, entwickeln sich Geschwülste, auch krebsartige. Bei der Bronchoskopie und Gewebsentnahme bei chronischen Konsumenten können prämaligne Veränderungen in den obersten Zellen der Bronchialwand gefunden werden. Obwohl starke Tabakraucher mehr Zigaretten pro Tag konsumieren, begünstigt die Art und Weise, wie Cannabis geraucht wird (mittels tiefer Inhalation und längstmöglichem Anhalten des inhalierten Rauches), die Möglichkeit, daß eine beträchtliche Marihuanaeinnahme zu Bronchialkar-

zinom führen kann. Praktisch gesehen ist dann derjenige, der sowohl Marihuana als auch Tabak regelmäßig raucht, dem höchsten Risiko ausgesetzt, an Krebs zu erkranken, und diese Kombination ist nicht selten.

Eine weitere Langzeitkomplikation bei chronischen, meist jüngeren Rauchern ist das Demotivationssyndrom (Dornbush et al. 1976:3). Es besteht in Antriebsverlust, Mangel an Zielgerichtetheit und Energie bei einem vorher aktiven Jugendlichen oder jungen Erwachsenen. Ein schrittweiser Rückzug aus Alltagsaktivitäten wie Schule oder Arbeit ist zu beobachten. Häufig findet man Passivität, Apathie und einen pseudophilosophischen Anstrich von Ruhe. Entweder entscheidet sich der Betreffende willentlich dafür, oder er kann nicht mehr anders, als seine täglichen Gewohnheiten fallenzulassen und stattdessen den ganzen Tag damit zu verbringen, Cannabis zu rauchen, Platten zu hören oder fernzusehen.

Es stellt sich die Frage: Ist diese Persönlichkeitsveränderung eine Folge des Marihuana oder wäre der Betroffene sowieso auf irgendeine Weise „ausgestiegen", und das Marihuana verstärkt nur seinen Interessenverlust und seine Distanzierung von einer aktiven Teilhabe am Leben? Das kann bis heute nur aus klinischer Sicht beantwortet werden. Wahrscheinlich können beide Prozesse stattfinden. Manche Jugendliche sind fasziniert von den psychischen Veränderungen, die durch Marihuana hervorgerufen werden, einschließlich der Beruhigung. Jedes Sedativum, Alkohol oder Schlaftabletten z.B., führt zu einem Motivationsverlust, wenn es in ausreichenden Mengen eingenommen wird. In anderen Fällen scheint es, daß Marihuana das Sichzurückziehen von den Belastungen und Anstrengungen des Alltags nur verstärkte und angenehmer erscheinen ließ. Unglücklicherweise lernen diese demotivierten jungen Leute nun nicht, mit schwierigen Situationen im Leben zurechtzukommen, und sie verharren in einem Zustand psychischer Unreife, da sie niemals gelernt haben, Frustrationserlebnisse zu bewältigen.

Mit dem Demotivationssyndrom ist ein gewisses Maß an geistiger Abstumpfung verbunden. Das wird von den Betroffenen selbst nicht wahrgenommen, doch diejenigen, die mit ihnen zu tun haben, beschreiben sie als „ausgebrannt". Wenn diese Menschen es schaffen, mit dem Cannabis für einige Monate aufzuhören, dann klären sie geistig langsam wieder auf und sagen, daß sie in der Zeit ihres Cannabiskonsums nicht klar denken konnten. Dementsprechend kann man also sagen, daß chronischer Konsum großer Dosen der Droge Motivationsstörungen und kognitive Veränderungen hervorruft, die mit der Zeit reversibel zu sein scheinen, wenn die Droge abgesetzt wird.

Marihuana-Mythen

Eine Reihe früher angestellter Vermutungen bezüglich Marihuana konnte weiteren Untersuchungen nicht standhalten. Obwohl es zu einer Cannabispsychose kommen kann, ist sie selten und nicht so häufig, wie in der östlichen Literatur beschrieben. Die Behauptung, Marihuana führe zu Heroin (Stufentheorie), ist durch Longitudinalstudien nicht bekräftigt worden. Die einzige Verbindung besteht darin, daß Marihuana gewöhnlich die erste verbotene Droge ist und dementsprechend andere verbotene Drogen mit größerer Wahrscheinlichkeit probiert werden (vgl. den Beitrag von Kandel in diesem Band). Auch führt Marihuana nicht mit solcher Regelmäßigkeit zu gewaltsamem Verhalten, wie man einmal angenommen hat. Hierzu steht einzig in Bezug, daß Marihuana wie andere auf die psychische Verfassung Einfluß nehmende Drogen auch zu einem teilweisen Verlust der Verhaltenskontrolle führen kann; aber nur manchmal kommt es zu Gewalttaten.

Therapeutische Möglichkeiten

Die einstigen Forderungen nach medizinischer Verwendbarkeit und die ungewöhnliche Konfiguration der molekularen Struktur des THC führten in den letzten zehn Jahren zu erneuten Untersuchungen hinsichtlich seines therapeutischen Wertes. Eine Reihe von therapeutischen Anwendungsmöglichkeiten des THC oder Cannabis wird derzeit aktiv erforscht, wobei man sich jedoch noch in der Erhebungsphase befindet. Außerdem sind einige synthetische Verbindungen, die dem THC in ihrer chemischen Struktur ähnlich sind, getestet worden, und diese scheinen gegenüber dem natürlichen Stoff Vorzüge zu haben.

1. Übelkeit und Erbrechen bei der Chemotherapie von Krebs: Die Chemotherapie maligner Tumoren hat Appetitverlust, Übelkeit und Erbrechen in der Mehrzahl der Fälle zur Folge. Die üblichen Antiemetika wie Chlorperazine (Hypodal oder Nipodal) sind nur bei einem Teil der Patienten wirksam. Offensichtlich sind gerauchtes Marihuana oder oral eingenommenes THC genauso wirksam wie die verfügbaren Antiemetika (Cohen/Stillman 1976:2). Unklar bleibt, ob das THC in Fällen hilft, wo Chlorperazine nicht wirken, und ob die Kombination beider Drogen von größerem Nutzen ist als eine allein.

Einige Patienten lehnen eine Chemotherapie wegen der schweren gastrointestinalen Nebenwirkungen ab. Deshalb ist die Suche nach besseren Mitteln gegen Übelkeit und Erbrechen sehr wünschenswert. Eine andere Möglichkeit besteht darin, sehr wirkungsvolle Drogen zu finden, mit denen dann in der Chemotherapie größere Dosen ertragen werden können, die die Behandlung effektiver machten.

2. Weitwinkelglaukom: Das Glaukom ist eine Störung, die durch einen erhöhten Augeninnendruck zustande kommt. Es gibt hilfreiche Behandlungsmaßnahmen, aber sie sind nicht immer erfolgreich, und ein chirurgischer Eingriff oder sogar Verlust des Augenlichtes sind die möglichen Folgen. Bei der Untersuchung der Wirkungen des Marihuana auf den Menschen fand man heraus, daß die Droge den Augeninnendruck bei gesunden Menschen reduziert (Cohen/Stillman 1976:2). Eine Untersuchung bei Patienten mit Glaukom zeigte, daß in einigen Fällen durch THC oder Marihuana eine Besserung eintrat. Da viele Glaukompatienten schon älter sind und den durch das Marihuana erzeugten Rausch nicht angenehm finden, sind THC-haltige Augentropfen entwickelt worden, aber sie müssen erst noch verbessert werden, da sie augenblicklich noch einen Reizeffekt auf das Auge haben.

3. Andere Erkrankungen: Zahlreiche weitere Erkrankungen sind behandelt worden, aber die bisher erreichten Ergebnisse zeigen keine entscheidenden Fortschritte gegenüber den bestehenden Behandlungsformen. Zur Zeit sind einleitende Untersuchungen im Gange, um herauszufinden, ob Cannabis bei Muskelspastizität, wie sie bei Patienten mit multipler Sklerose und Paraplegie vorkommt, hilfreich ist. Als Schlafmittel, Antidepressivum oder Anxiolyticum scheint es die vorhandenen Pharmaka nicht zu übertref-

fen. Ein nicht berauschendes Cannaboid, das Cannabidiol, scheint bei gewissen Formen von Epilepsie wirksam zu sein. Obwohl das THC selbst bronchodilatorisch wirkt und deshalb bei der Behandlung des Asthma von Nutzen sein könnte, wirken die anderen Komponenten des Marihuana so stark reizend, daß das Rauchen in einer Bronchokonstriktion resultiert. THC ist ein Analgetikum, aber man kennt mit ihm verwandte synthetische Verbindungen, die stärker schmerzstillend sind.

Es mag widersprüchlich erscheinen, gleichzeitig medizinische Vorteile von einer Droge zu erhoffen und ihre negativen Folgen zu erforschen. Es muß daran erinnert werden, daß ihre medizinische Verwendung nur vorübergehend wäre. Wo sie über längere Zeit gegeben werden müßte, wäre die Dosierung verschwindend klein (wie beim Glaukom) im Verhältnis zu den Dosen, die unerlaubt eingenommen werden. Alle therapeutisch wirksamen Medikamente sind gefährlich, wenn sie im Übermaß eingenommen werden. Dies gilt auch für Cannabis.

Die Zukunft

Obwohl in der letzten Zeit viel neues Wissen über Cannabis gewonnen wurde, bleibt noch vieles zu tun übrig. Die besonderen Risiken für junge Menschen, vor allem junge Frauen, sind ziemlich unbekannt, obwohl immer mehr Jugendliche betroffen sind. Dringend nötig sind prospektive Langzeitstudien, um herauszufinden, wie sehr sich Konsumenten von Nicht-Konsumenten oder sporadischen Konsumenten unterscheiden.

Die Wechselwirkung von Cannabis und Alkohol, Tabak oder anderen Drogen ist ein weiteres relativ unbekanntes Gebiet, obwohl es möglicherweise bedeutend ist.

Strategien zur Vorbeugung gegen den Mißbrauch von Drogen wie Marihuana, besonders bei ganz jungen Menschen, sind ein wertvolles Aufgabenfeld, das von einer Reihe von vielversprechenden Gesichtspunkten aus angegangen wird. Wenn wir mehr über die Gefahren des Marihuana erfahren, könnten solche Kenntnisse für die Kontrolle der Verbreitung entscheidend werden.

(Aus Rausch und Realität, Rautenstrauch - Joest - Museum, Köln 1981)

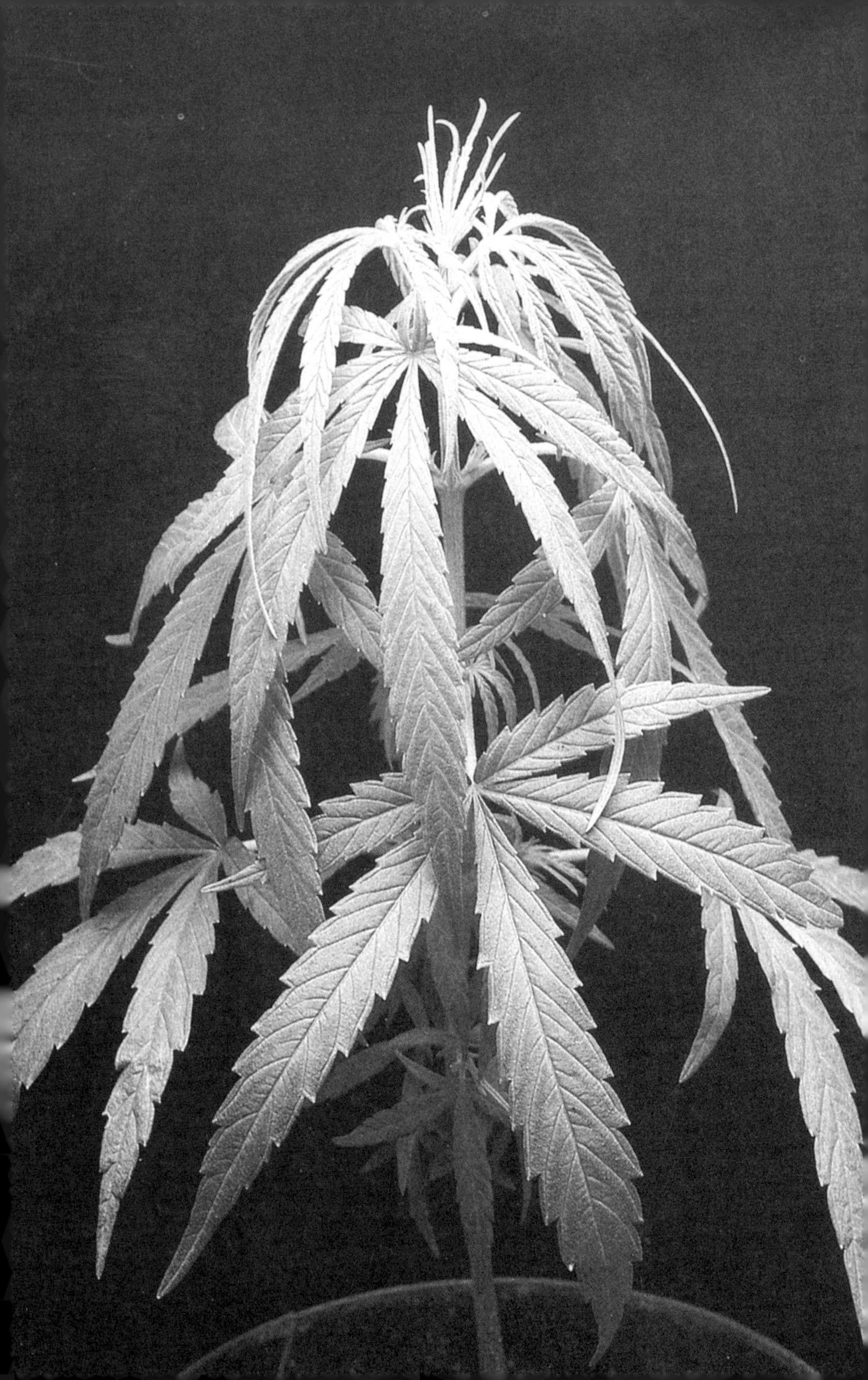

Literaturhinweise

Enzyklopädie des Marijuana Anbaus
von Mel Frank & Ed Rosenthal, Volksverlag Linden, 1984

Der Grassgarten
von Jack S. Margolis und Richard Clorfene, dto., 1981

Marihuana-Anbau in der Wohnung
von Murphy Stevens, Volksverlag Linden, 1982

Marihuana Potenz
von Michael Strarks, Volksverlag Linden, 1985

Phantastica
von Dr. Luis Lewin, Volksverlag Linden, 1980